U0197341

简明老年泌尿外科学
Primer of Geriatric Urology

注　意

　　该领域的理论知识和临床实践在不断变化。随着新的研究与经验不断扩充我们的知识结构，在实践、治疗和用药方面做出适当的改动是必要或适宜的。建议读者检查相关操作的最新信息，或检查每一药物生产厂家所提供的最新产品信息，以确定药物的推荐剂量、服用方法、服用时间以及相关禁忌证。治疗医师根据对患者的了解和相关经验，确立诊断，确定每一位患者的服药剂量和最佳治疗方法，并采取适当的安全预防措施，是其职责所在。不论是出版商还是著作者，对于在本出版物使用过程中引起的或与本出版物相关的任何个人或财产的损伤和/或损失，均不承担任何责任。

简明老年泌尿外科学
Primer of Geriatric Urology

原　著　**Thomas J. Guzzo**
　　　　George W. Drach
　　　　Alan J. Wein

主　审　朱积川　张小东

主　译　白培明

副主译　罗广承

北京大学医学出版社

JIANMING LAONIAN MINIAO WAIKEXUE

图书在版编目（CIP）数据

简明老年泌尿外科学/（美）托马斯·J.古斯
（Thomas J. Guzzo），（美）乔治·W.佐之
（George W. Drach），（美）阿兰·J.文（Alan J. Wein）
著；白培明译. —北京：北京大学医学出版社，2017.1
书名原文：Primer of Geriatric Urology
ISBN 978-7-5659-1523-9

Ⅰ. ①简… Ⅱ. ①托… ②乔… ③阿… ④白… Ⅲ.
①老年病—泌尿系统疾病—外科学 Ⅳ. ①R699

中国版本图书馆 CIP 数据核字（2016）第 297256 号

北京市版权局著作权合同登记号：图字：01-2014-8229

Translation from English language edition：
Primer of Geriatric Urology
edited by Thomas J. Guzzo，George W. Drach and Alan J. Wein
Copyright © 2013 Springer New York
Springer New York is a part of Springer Science＋Business Media
All Rights Reserved

Simplified Chinese translation Copyright © 2017 by Peking University Medical Press.
All Rights Reserved.

简明老年泌尿外科学

主　　译：白培明
出版发行：北京大学医学出版社
地　　址：（100191）北京市海淀区学院路 38 号　北京大学医学部院内
电　　话：发行部 010-82802230；图书邮购 010-82802495
网　　址：http://www.pumpress.com.cn
E － mail：booksale@bjmu.edu.cn
印　　刷：北京佳信达欣艺术印刷有限公司
经　　销：新华书店
责任编辑：畅晓燕　　责任校对：金彤文　　责任印制：李　啸
开　　本：710mm×1000mm　1/16　印张：12.25　　字数：248 千字
版　　次：2017 年 1 月第 1 版　2017 年 1 月第 1 次印刷
书　　号：ISBN 978-7-5659-1523-9
定　　价：56.00 元
版权所有，违者必究
（凡属质量问题请与本社发行部联系退换）

译者名单

主　审　朱积川（北京大学人民医院）
　　　　张小东（首都医科大学附属北京朝阳医院）
主　译　白培明（厦门大学附属中山医院）
副主译　罗广承（厦门大学附属中山医院）

译　者　（按姓名汉语拼音排序）
　　　　白培明　陈国宁　陈培杰　方　林
　　　　黄定平　黄元明　刘子明　罗广承
　　　　罗建珍　沈瑞雄　苏汉忠　王新君
　　　　徐　刚　颜志坚　张楠根　周剑文
　　　　（译者单位均为厦门大学附属中山医院）

中文版序言

　　随着全球人口老龄化，在临床工作中要面对越来越多的高龄患者，而在泌尿系统疾病和功能障碍的患者中更为突出，老年患者约占一半以上。现今，老年人泌尿系统疾患的特殊性没有得到充分的认识和足够的重视，而有关老年泌尿系统疾病的专著更是凤毛麟角。由美国学者 Thomas J. Guzzo 等主编的《简明老年泌尿外科学》（*Primer of Geriatric Urology*）则是近年来国际上出版的一本关于处理老年泌尿系统问题的专著。该书不是一本详细介绍泌尿外科或老年病学的教科书，而是着重从以下方面论述了如何处理老年泌尿系统疾病患者，即对老年患者进行个性化全面评估、设计最佳诊疗流程、给出合理和最适宜的药物、手术及围术期处理、常见并发症的防治，以及如何进行泌尿外科疾患的社区和家庭护理等。作者最后还用一个章节讨论了老年人的"性"问题。

　　厦门大学附属中山医院泌尿外科的白培明教授长期从事泌尿外科医、教、研工作，早在德国海德堡大学就读博士期间已开始关注老年泌尿外科疾病的研究。他在繁忙的日常工作之余，牵头组织多名医生翻译了《简明老年泌尿外科学》这本著作。我相信这本书不仅是泌尿外科医生的重要参考书，而且，对医学生、全科医师、老年科医师、家庭护理人员、养老服务业和老龄产业决策者都会有所帮助。

　　我相信，本译著有助于有效应对我国人口老龄化，提高老年人生活和生命质量，维护老年人尊严和权利，促进医疗卫生和养老服务融合发展。

朱积川

北京大学人民医院泌尿外科

2016 年 6 月于北京

译者前言

随着我国社会的不断进步与发展，目前我国已经逐渐进入老龄化社会。截至2014年，我国60岁以上老年人口达到2.1亿，占总人口比例的15.5%。据有关部门预测，到2035年老年人口将达到4亿人，失能、半失能的老人数量会进一步增多。在我们的临床工作中，现在能够遇到越来越多的泌尿系统疾病老年患者。

正如Thomas J. Guzzo在原著前言中提到的，我们已深知由于儿童具有独特的生理和病理生理学特征，不应认为儿童是"小的成年人"，不能够照搬成人患者的医疗知识应用到儿童身上。对于老龄患者亦是如此，我们也不能够认为他们是"年龄大的成年人"。这就要求我们医护人员在对老龄患者进行诊治时，了解和熟悉其特有的生理学、病理生理学特征，这对于老龄患者身体状况的准确评估以及围术期处理尤为重要。

当我们发现这本由美国学者Thomas J. Guzzo等主编的*Primer of Geriatric Urology*一书时，通览此书，兴奋不已，发现其内容丰富，论述简明扼要，贴近临床，具有很强的实用性，由此萌发了翻译此书的想法。最终我与同行们共同将此书翻译成中文呈现给读者。

本书是目前国际上老年泌尿外科学领域的一本权威著作。它不是一本教科书，而是一本我们可以放在口袋里随时应用的实用手册。本书共有十一个章节。第1章作者应用了大量的数据阐述了美国社会老龄化的现状和老龄患者在接受医疗服务中所面临的问题。这对于我国将来制定医保政策和应对老龄化问题能够起到借鉴作用。第2、3章对老龄患者如何进行个性化评估以及设计最佳诊疗流程做了详尽描述。以后的章节就老龄泌尿系统疾病患者的用药、围术期处理、常见并发症以及社区和家庭护理等进行了全面论述。最后就泌尿外科常见疾病如肿瘤、下尿路症状问题进行了阐述。特别是最后一章应用了大量的篇幅对老年"性"问题进行了详细的阐述，其中应用了一些表格和评分标准，这些方法对于我国将来处理老年性问题方面具有实用价值。

参译本书的人员均来自临床一线的泌尿外科教授及专科医生，部分译者曾有欧美等国家留学经历。我们同时邀请北京大学人民医院泌尿外科朱积川教授和首都医科大学附属北京朝阳医院泌尿外科张小东教授担任主审。尽管译者们尽了最大努力使译文忠实于原文，然而，由于本书内容涉及多个学科领域，译文难免有不足或不准确之处，恳请同仁和读者谅解并予以指正。

白培明

原著前言

　　美国超过 65 岁的人口（医疗保险人群）数量将会在接下来的 20 年里迅速增长。据美国人口普查局估计，到 2030 年，20％（大约 7200 万人）的美国人会在这一年龄组里。目前在世界上每 10 人就有 1 人超过 60 岁，到 2050 年这个数字将翻倍至每 5 人就有 1 人超过 60 岁。此外，由于医学的发展与进步，老年人寿命更长。在 2004 年，中位预期未来生存期在 65 岁者为 17.1 年，75 岁者为 10.7 年。虽然已有许多卫生保健专家感觉到日益增长的老年人口的影响，但是泌尿外科领域的医师会感到更多的影响。在老年人中，许多泌尿系统疾病的患病率有所增加：在美国，在泌尿外科就诊的患者中，近 50％的门诊患者和超过 60％需要外科治疗的患者年龄超过 65 岁。

　　当我们作为医学生在儿科轮转实习的时候，早就知道儿童不是"小的成年人"。显而易见，小儿患者有自己独特的生理学和病理生理学特征，并不能照搬我们在成人患者的医疗实践。同样的说法也可以适用于我们的老年患者。借用我们儿科同事们的话，不能简单地说"他们是年龄大的成年人"。对老年泌尿外科患者应该在几方面进行特别的评估。许多非手术治疗的泌尿系统疾病（如下尿路症状）患者接受了药物治疗，这些药物可能影响认知和（或）与其他日常应用的药物相互作用。排尿问题，如尿失禁或尿频，可能会导致明显的功能受损，甚至会因此引起老年人跌倒。泌尿系统肿瘤和良性疾病的外科手术治疗是常见的，但在老年患者必须仔细考虑。

　　本书的意图是提供一个老年泌尿系统疾病患者和他们独特需求的综述。我们在评价老年患者特殊的医疗问题时，必须要首先考虑患者的老龄化，无论是药物还是侵入性的治疗，在制订处理计划时都要遵循这个实用性的建议，包括在老年住院患者治疗过程中遇到常见的并发症（和其处理）时。连续性护理也是重要的一方面，如适当使用辅助服务和泌尿系统方面的养老院护理。最后，本书还综述了老年人特殊的泌尿系统疾病过程，包括泌尿系统肿瘤、下尿路症状和性功能障碍。

　　我们相信这本书对于任何参与照顾老年患者的人，包括医学生、住院医生、全科医生、内科医师和泌尿科医师都是有用的。编写这本书的目的不是为了使其成为详尽介绍泌尿外科或老年病学的课本，而是作为一本有关老年人群常见泌尿系统疾患的易于使用和实用的理论性指导用书。每章都行文简洁，以便卫生保健提供者可以快速浏览书中的各种信息，即使在查房或门诊看病时也可以适用。我们希望这本书将帮助读者更好地解决一些老年患者特有的需求。

Thomas J. Guzzo

Philadelphia，PA，USA

原著者名单

George W. Drach，MD Department of Surgery，Perelman Center for Advanced Medicine，Hospital of the University of Pennsylvania，Philadelphia，PA，USA

Mary Ann Forciea，MD，FACP Division of Geriatric Medicine，Department of Medicine，University of Pennsylvania Health System，Philadelphia，PA，USA

Thomas J. Guzzo，MD，MPH Department of Surgery，Division of Urology，Perelman Center for Advanced Medicine，Hospital of the University of Pennsylvania，Philadelphia，PA，USA

Andrew M. Harris，MD Department of Urology，Hospital of the University of Pennsylvania，Philadelphia，PA，USA

William I. Jaffe，MD Department of Surgery，Division of Urology，Penn Presbyterian Hospital，Philadelphia，PA，USA

Sanjay Kasturi，MD Resident of Urology，Hospital of the University of Pennsylvania，Philadelphia，PA，USA

Eugene J. Pietzak，MD Department of Surgery，Division of Urology，Perelman Center for Advanced Medicine，Hospital of the University of Pennsylvania，Philadelphia，PA，USA

Matthew J. Resnick，MD Department of Urologic Surgery，Vanderbilt University Medical Center，Nashville，TN，USA

Edna P. Schwab，MD Department of Medicine，Division of Geriatrics，Hospital of the University of Pennsylvania，Philadelphia Veterans Administration Medical Center，Philadelphia，PA，USA

Allen D. Seftel，MD Department of Surgery，Division of Urology，Cooper Medical School of Rowan University，Camden，NJ，USA

Ariana L. Smith，MD Department of Urology，Hospital of the University of Pennsylvania and Pennsylvania Hospital，Philadelphia，PA，USA

Daniel Su，MD Department of Surgery，Division of Urology，UMDNJ－Robert Wood Johnson Medical School，New Brunswick，NJ，USA

Alan J. Wein，MD，FACS，PhD（hon） Division of Urology，Perelman Center for Advanced Medicine，Hospital of the University of Pennsylvania，Philadelphia，PA，USA

Philip T. Zhao，MD Department of Surgery，Division of Urology，UMDNJ－Robert Wood Johnson Medical School，New Brunswick，NJ，USA

目　　录

第1章 引言：老龄化

George W. Drach

（白培明 译 苏汉忠 校）

我们编写本书，旨在帮助您在照顾老年患者时少遇到些麻烦，无论您是泌尿科住院医师、泌尿科执业医师或是泌尿外科专科医生。我们知道，在许多情况下可以依赖其他医生或医疗人员协助您对老年患者进行医护。但我们相信，如果您首次遇到患者时能在评价和处理老年患者方面稍微提高一些知识水平，以后处理和照顾他们的过程就会顺利得多。对非老年病专科医生的专家而言，关于处理老年患者可能遇到的问题，除本书外，还可以从《老年病学手册》（*Geriatrics at Your Fingertips*）（后文简称 GAYF）一书中找到简洁的重要参考资料。GAYF一书由美国老年医学会出版，并可在以下网站获取：http://www.geriatricsat-yourfingertips.org[1]。

美国的人口统计学

如果您治疗的大部分是成人患者，观察您的候诊室就会看到一天里有大量头发花白的患者。与其他外科专家如普通外科医生、骨科医生、耳鼻喉科医生相比，泌尿科医生在他们的诊室内看到的老年患者比例更大（表 1.1），只有眼科医师能看到更多比例的老年门诊患者，但这一增多的差距不大。另外一种了解外科各专业相对工作量的方法是观察一年内（美国）国家医疗保险（Medicare）支付的患者总数（图 1.1）。经过泌尿科医师或其他外科专科医师住院进行手术治疗的患者中，超过 65 岁以上的患者明显增加（图 1.2）。在 2005—2006 年，前列腺癌在国家医疗保险支付患者最常见的疾病中占据第八位（表 1.2）。

老年泌尿系统疾病患者需要在许多方面进行特殊的评估。许多非手术治疗的泌尿系统情况，比如下尿路症状，需要使用药物治疗，而这些药物会影响认知和（或）与其他日常用药间有相互作用[1]。泌尿系统症状如尿频、尿急和尿失禁会导致非泌尿系统疾病的发生。因为患者需要活动，这又会导致摔倒。夜间有尿意，需要起床排尿（夜尿），在黑暗的环境中走向厕所时也会增加摔倒的风险。老年患者的需求是不同的，因为老龄化的过程使他们不同于那些年龄小于 65 岁者。为什么？

1

表 1.1　2006 年门诊患者于特定专科就医人数占门诊医疗保险人群的百分比

专业	百分比（%）
心血管科	58.4
眼科	48.5
泌尿外科	47.9
普通内科	42.7
普通外科	35.8
神经科	28.6
皮肤科	28.1
家庭医学	25.9
骨科	25.0
耳鼻喉科	22.5
精神科	9.9
妇产科	7.7

资料选自 National Ambulatory Medical Care Survey，2006

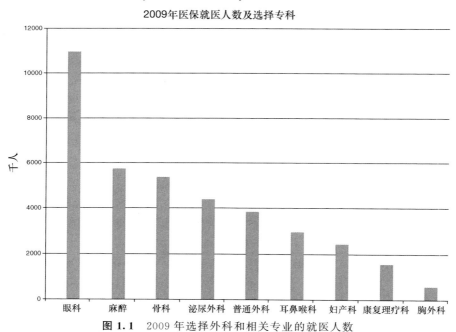

图 1.1　2009 年选择外科和相关专业的就医人数

因为老龄化产生的生理变化导致老年人许多器官系统的生理强度降低。图 1.3 概述了许多器官系统生理功能随老化而衰退的趋势，要讲清这些变化，这也许是最好的方法之一了[2]。请注意，到 80 岁时肾功能减少到正常的 60%，心脏功能减少到 30%，而肺功能减少到 50%~60%。一些老年病学专家把身体系统储备功能的减少称为"稳态维持力缩减"或对外部应激进行充分应答的能力缺失，这是

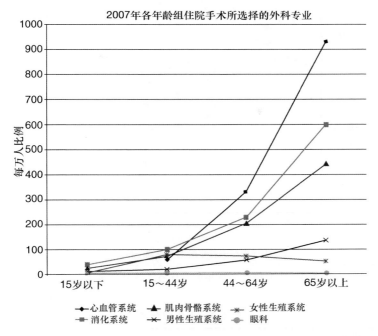

图 1.2　每 10 000 人中，住院手术选择外科专业的比例。注意，泌尿外科和眼科学似乎是低比例。然而，他们的许多手术是在诊室或流动设施进行的。

表 1.2　最常见的八个医疗保险支付的老年病

诊断	65 岁以上百分比（%）
高血压	53
关节炎	49.6
心脏病	31
糖尿病	18.1
鼻窦炎	13.8
溃疡	10.8
哮喘	10.6
前列腺癌	10.2

资料来自 CDC trends in Health and Aging，2005—2006

相对于"动态平衡"——常见的有益应答而言的[3]。对外部应激做出应答的能力不足，就增加了患病的风险，人们试图将这种应答能力的缺失归入各种并存疾病的分类中。除了要考虑那些危及健康的常见疾病（高血压、心血管疾病、肺部疾病、糖尿病等）之外，还有许多专属于老年患者的病理状态，称为"老年综合征"（表 1.3）[4]。

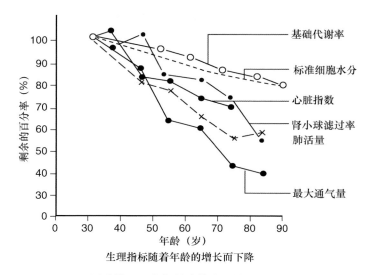

生理指标随着年龄的增长而下降

图 1.3　图形描述一定年龄身体各系统功能衰退的情况

表 1.3　老年综合征

适应能力减退
精神错乱
痴呆
老人受虐待
跌倒
虚弱
营养不良
骨质疏松症
姑息治疗/临终关怀
多重用药
应激性溃疡
延续护理
尿失禁

资料来自 JAMA and Archives[4]

　　然而，许多 75 岁或 80 岁以上的患者通过身体锻炼与避免慢性疾病而保持着良好的生理功能。因此，去评估老年患者的生理年龄变得非常关键，而不只是按实际年龄评估。近年来有多种方法来预测生存的可能性（剩余寿命）或手术风险的存在，其中包括 Charlson 指数（表 1.4）和美国麻醉协会（ASA）分类（表 1.5）[5]。使用这些合并症的概念被归纳在南佛罗里达州治疗规则中（表 1.6）[6]。一般来说，如果患者没有合并疾病，可通过使用预测图估计剩余的寿命（图 1.4）。如图，由于一般健康和医疗服务的改善，在 2007 年，65 岁老年人的中位预期未来生存期达到 17.1 年，而 75 岁老年人的中位预期未来生存期达 10.7 年。

表 1.4　Charlson 评分：共患加权指数

疾病的分配权重
1 分：心肌梗死
　　　充血性心力衰竭
　　　周围血管疾病
　　　脑血管疾病
　　　痴呆
　　　慢性肺病
　　　结缔组织病
　　　溃疡病
　　　轻微肝疾病
　　　糖尿病
2 分：偏瘫
　　　中度或严重的肾疾病
　　　糖尿病伴终末器官损伤
　　　任何肿瘤
　　　白血病
　　　淋巴瘤
3 分：中度或严重的肝疾病
4 分：转移实体肿瘤
　　　艾滋病

患者有各自的病情分配权重。总分等于 Charlson 评分。例如：慢性肺病（1）和淋巴瘤（2）＝总分（3）

表 1.5　美国麻醉医师协会（ASA）的身体状态分类系统

ASA 身体状态 1——正常健康的患者
ASA 身体状态 2——患者有轻微的系统性疾病
ASA 身体状态 3——患者有严重的系统性疾病
ASA 身体状态 4——患者有威胁生命的严重系统性疾病
ASA 身体状态 5——濒死的患者没有手术预计不会生存
ASA 身体状态 6——确证为脑死亡，其器官拟用于器官移植手术

数据来自美国麻醉医师协会[5]

表 1.6　适应老年人治疗的观念

基本原则：如果你给这个患者治疗/手术会延长有益的寿命吗？
老年患者的合并症对预期寿命的影响：
　1. 在 65 岁健康＝预期寿命 17 年，85 岁＝预期寿命 7 年
　提供正常的治疗方案
　2. 两个或两个以下的合并症＝预期寿命减少
　提供适应合并症的方案
　3. 两个以上的合并症＝预期寿命更少
　提供舒适和（或）缓解的治疗

改编自 Lichtman[6]

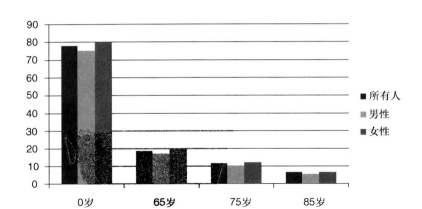

图 1.4　2010 年评估的刚出生者以及 65 岁、75 岁和 85 岁个体的估计平均剩余寿命

如果年龄达到 85 岁，中位预期未来生存期仍有希望达到 7 年。

　　泌尿科医师将不可避**免面临的**问题就是老年人口的增长，因为我们在门诊和住院部都要治疗许多老年**患者。而且**，如果你像我一样，之前可能在医学院或住院医师期间少有或没有接受**过处理**老年患者的专门教育。或许你可以说你学习过这些东西，因为你已经接受"**在职培训**"，但事实上这些培训对处理老年患者和儿科患者都是不足够的。许多**泌尿科**的老年患者在几个方面需要去特别评估。如上所述，许多非手术治疗的泌尿系统情况（如下尿路症状）需要药物治疗，这些药物会影响认知或与其他日常用药发生相互作用，对此必须有所认识。另外，尿失禁或尿急和尿频可以导致跌倒或睡眠不足等相关的病状。这些要点已经被考虑了吗？考虑外科手术时，至关重要的因素如正常认知的程度、衰弱的程度、生活条件和手术后的安置这些必须考虑。另外，你是否知道，近 1/3 的老年妇女独自生活，而 85 岁老人有 85％是独居[7]！但外科手术后谁去照顾他们呢？

　　我相信，大多数泌尿科医师都参加过处理老年患者的实践，现在呈现给你的下一个目标就是为老年患者提供有效的评估和准备进行有效的管理。我们将在下一章介绍老年患者评估的附加要点。其后将会介绍在处理老年患者的实际操作过程中可能用得着的主要方法。后续章节将讨论药物治疗和程序性治疗。随后将讨论那些老年患者特有的并发症问题。然后，你不可避免地要了解辅助服务问题，可能还要了解家庭护理。最后，本书内容还涉及那些老年泌尿科患者特有的疾病情况：癌症、下尿路症状和性行为。

　　我们的目的是提高你处理老年患者的水平，使你在处理这些患者时业务操作更顺利和容易，提升你对住院治疗期间的老年患者做出有效决策的水平，尤其是对那些衰弱的老年人。本书并不想成为一本面面俱到的读本，但正如标题中"简明"二字所说，是用来帮助你获得额外的基础知识，这对照顾老年患者是非常重要的。

参考文献

1. Reuben DB, Herr KA, Pacala JT, et al. Geriatrics at your fingertips. New York: American Geriatrics Society; 2009.
2. Barnett S. Portal of Geriatric Online Education. 2011. Available from: http://www.pogoe.org/productid/18801. Accessed 27 June 2011.
3. Troncale JA. The aging process. Physiologic changes and pharmacologic implications. Postgrad Med. 1996;99:111–4.
4. JAMA and Archives. Continuing medical education. Available from: http://cmejama-archives.ama-assn.org/cgi/hierarchy/amacme_node;jama_topic_1.
5. American Society of Anesthesologists Physical Status Classification System. 2011. Available from: http://www.asahq.org/clinical/physicalstatus.htm. Accessed 27 June 2011.
6. Lichtman SM. Guidelines for the treatment of elderly patients. Cancer Control. 2003;10:445–53.
7. Crescioni M, Gorina Y, Bilheimer L, Gillum RF. 2010. Trends in health status and health care use among older men. National health statistics reports; no. 24. Hyattsville, MD: National Center for Health Statistics.

第 2 章 老年患者初诊：评估

George W. Drach

（白培明 译 黄元明 校）

老年泌尿外科学在老年患者的评估和管理过程中对你的知识和技巧有一些特殊的要求。表 2.1 总结了许多老年患者护理中特有的老年病症状[1]（表 2.1）。在初始评估中加入这些内容无需很多额外的时间，但确实需要特别的关注。在这一章里，我们将谈及一个由美国老年医学会出版的篇幅不大的读本《老年病学手册》（GAYF）[2]。它可以在线阅读或打印，网址为 http://geriatricsatyourfingertips.org/，我们推荐将它放在你的办公室藏书中作为你照顾老年患者的参考书。

通常，接诊患者时你首先要询问病史和进行体检，但对老年患者还必须增加以下几个步骤，这将有利于提高你照顾他们的能力。首先，你增加的第一步将是确定患者的沟通状态。有听力或视力下降的病史或证据吗？大约 60％ 的老年患者有听力或视力下降，或者听力或视力都有障碍[3]。他们的医学知识水平如何？其次，至少 1/4 的患者缺乏教育或基本缺乏对常见医学术语的理解[4]。伴随着越来越多的合法或非法移民进入美国，泌尿科医师可能会看到许多人从国外带来他

表 2.1 老年护理的特殊症状[1]

适应能力减退
精神错乱
痴呆
跌倒
虚弱
营养不良
骨质疏松症
姑息治疗/临终关怀
多重用药
应激性溃疡
延续护理
尿失禁

们自己特有的有关医疗保健的文化偏见。通常情况下，一个家庭成员充当翻译，但患者可能不希望通过这个人透露他们所有的病史。因此，开始时初始记录应该只简单地记录这三点：感官能力、医学知识和文化背景。此后，如果您继续进行各种治疗方案时就可以考虑这些特殊的需求了。例如，手术后在 ICU 一定要使用助听器等。

在问病史时，必须特别询问一些问题。最重要的问题之一是目前使用的处方药以及所有非处方药（over-the-counter，OTC），包括补充剂、维生素和草药/替代疗法。许多老年患者使用这样的药物。例如，摄入大量的人参可导致出血的并发症[5-6]。大多数老年人用多种处方药治疗。这将在第 4 章进一步讨论。

其他问题必须包括个体的功能能力。他们仍有足够能力去弯腰、提物、伸臂、握物和走路吗？大约 28% 有医疗保险的患者表示进行这些活动有一些困难[3]。腹部大手术之后，握力状态可能不会恢复，许多患者甚至到术后 6 个月仍未恢复[7]。如果这些功能在手术前本来就不强，那很可能永远无法恢复。于是你的患者需要别人帮助把罐子从高处的架子上取下，然后打开它。此外，许多有医疗保险的患者表示存在一种或多种日常生活能力（activities of daily living，ADL）方面的困难[8]，如洗澡、如厕、吃饭、穿衣、打扮或者（如上所述）行走（图 2.1）。快速的日常生活能力（ADL）评估将决定患者哪些方面可能需要帮助。如果需要制订出院计划，制订时 ADL 残疾的数量将帮助确定出院后安置地点（见第 7 章）。最后，你必须评估和记录工具性日常生活活动（instrumental ADL，IADL）[9]，之所以称为"工具性日常生活活动"，是因完成这些活动需要某些工具辅助。这些活动包括打电话、购物、做饭、打扫卫生、洗衣服、旅行（图 2.2）。例如，患者能打电话预定一辆出租车去商场采购食物和肥皂吗？把这些事记录下来看似很麻烦，但你初次接触患者时就把它记录下来，以后在照顾患者过程中却能节省更多时间。

估计和维持患者的功能状态是你照顾老年患者最重要的部分之一。Forciea 和我[5]曾指出，"对老年患者进行术前检查非常重要，要预测围术期的发病率和病死率，没有什么比评估功能能力更为准确的了"。例如，如果你怀疑患者的"走动"能力，你可以很容易将一个简短的"行动力"测试[10]列入你的工作中（表 2.2）。

表 2.2　行动力测试

患者坐在椅子上
站着不使用助力臂的帮助或支撑
走 10 英尺（3.048 米），转身回到椅子上
坐着不使用助力臂的支撑
测试时间：测试时间最好 <15 秒[11]

观察：有什么不寻常的运动？平衡？没有反复或犹豫吗？常规的步骤没有困难吗？如果没有问题，运动功能应该足够了

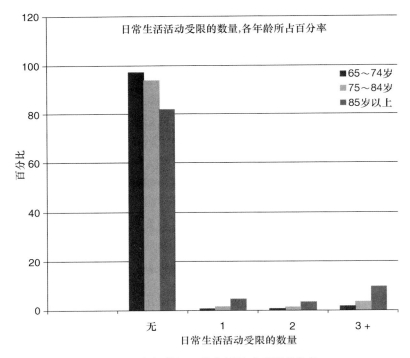

图 2.1　各年龄组日常生活活动受限的数量

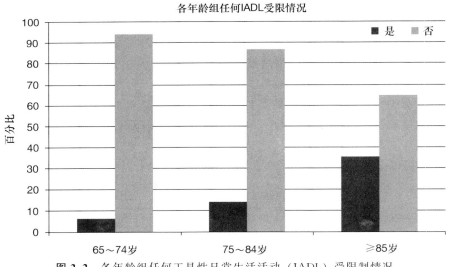

图 2.2　各年龄组任何工具性日常生活活动（IADL）受限制情况

这可能花费你的一位工作人员 2～3 分钟的时间。但是，如果你的患者手术后不能走动的话，这样做会节省你很多时间[11-12]。

当你在问病史时前述的这些要点都问清楚了，你将提出关于患者的精神状态和能力的意见。在某些时候你可能开始质疑患者的精神状态，或者患者的伴侣/照顾者可能提到他们对患者精神能力的担忧。可以应用以下两个有帮助的简单方法。首先，可以用《简易精神状态检查表》（Mini-Mental Status examination，MMSE）[13]（仍由你手下经过训练的人员进行）（表 2.3）。该表在 GAYF 中能查得到。如果检查结果表明患者似乎有问题，那么你可能需要做其他老年医学和（或）精神病学的检查。第二，当你向患者描述他们的问题，或讲到你的治疗计划，但怀疑患者理解得不对时，使用"复述"系统是有帮助的。这要求患者对你"复述"，这样你就能够了解他对你的描述理解了多少[14]。如果你认为患者的"复述"恰当，就以书面方式将其写入记录，这样做是有用的。然后患者及其可能的伴侣就能与你一起签字（这在电子记录时代仍然是可能的）。如果完成上述两个过程，接下来，你继续关注没有配偶或监护人的问题，明智的做法是判断某人是否或能否作为你的患者的监护人。在美国每个县都有一个办理老年事务的办公室，从那里你可以联系到患者的家人或伴侣，听取他们对老年问题的建议。他们的办公室名称可能是不同的。举一个例子，费城的相应办公室的名称是"费城老龄化社团"，但能从那里获得为老年人提供的服务。

大约 1/3 表现为急迫或紧急问题的老年患者会显示出某种程度的营养不良[15]。我们都知道，这些患者愈合能力降低、免疫反应差，会遇到更多的术后并发症。营养不良一些初始的征象可能是：在过去的 6 个月内体重减轻 10 磅（4.536 kg）以上，体重指数（BMI）在 22 kg/m² 以下，或生化检查血清白蛋白低于 3.0（GAYF）。通过静脉营养等治疗可能有一些改善[16]。如果时间允许，最佳的解决方法是增加营养量，并由经训练的营养师提供建议。然而，如果干预是紧急的，你必须警告患者的家人/朋友：该患者面临的风险要高得多。例如，营养低下明显增加应激性溃疡发生的可能性[17]。

如上所述，许多老年单身女性在美国或英国独自生活[18]。你的患者的生活和社会环境是怎么样的？他们治疗后谁将照顾他们？他们去厨房、卫生间和卧室很容易吗？这些房间都在同一楼层吗？需要上、下许多级台阶吗？因此，你必须了解他们的生活安排和居住状态，这些都是你的初诊病历中的重要内容，尤其是如果你下一步要采取较大的治疗措施或要进行手术时。在这里再重申一次，如果关于患者的家庭情况你还有重要的问题要问，你可能会从附近的社会服务团体得到帮助。正如上文所述，这些团体经常能在当地的医院找到，或者是与县老年问题办公室相联系。

表 2.3　简易精神状态评估（GAYF）

1. 让患者关注，提到三个不相关的单词，要记住

2. 让患者画一个时钟与一个特定的时间，如 8：20

3. 然后让患者重复条目 1 提到的三个单词。

分级：记住每个单词给 1 分。画出正常的钟面给 2 分。0~1 分可疑老年痴呆

虽然在认可度较高的文献中经常提到，但令人惊讶的是，有许多老年患者还没有立生前预嘱或医疗保健委托书（Health Care Power of Attorney，HCPOA）或维持生命治疗的医嘱（Physicians Orders for Life Sustaining Treatment，POLST）（GAYF）。此类法律文件应该已经签署。如果还没有签署此类文件，你应该鼓励患者去完成，即使在最简单的操作程序之前也要完成。

现在，为了尽你所能治好你的泌尿系统疾病患者，你必须掌握的病史以外的情况你都已了然在心。表 2.4 总结了这些要点，作为一个快速提示。Cudennec等[19]把完成这些步骤称为"简明老年患者评估"，他们发现"在治疗老年支气管癌患者的决策中这能提供重要的帮助"。它似乎可以在泌尿外科一样有用。

我们假设你已经问完通常的一般问题和具体的泌尿系统问题，如排尿困难、性功能、尿失禁的存在与否以及泌尿系统疾病的病史（如感染、结石或癌症）。

接下来，对患者进行适当的体格检查。这可能是一个从头到脚彻底的体格检查或局限于一个系统的体检，这取决于你对主诉的分析。除了通常的观察外，你可能注意到一些一般状况的改变，这对于你将来对患者的医护过程是重要的。这些包括衰弱的证据，即"从健壮到功能下降的动态变迁过程"。进一步说，衰弱的特征是实际上不止一个系统的改变，而涉及多个系统[20-21]。

进行了上述全面的病史询问和检查，你将会发现对诊断"衰弱"必要的线索：外观与年龄不符、营养不良、较差的主观健康等级评定、差的精神和身体活动能力、感觉功能降低和不适应当前的生活和保健水平。衰老的患者接受任何干预后有更高风险的患病率和病死率。其他老年病症状可能会在检查过程中被注意到（表 2.1），如骨质疏松症、关节炎、活动受限。这些可能会强烈影响你为各种程

表 2.4　初始评估老年患者注意事项

交流状态

　听力或视力下降

　医学知识水平

　文化或语言障碍

处方药、OTC 药物，补品和其他疗法

功能状态：

　体力：弯腰、举重、伸展、抓握和步行

　日常生活能力（ADL）：上厕所、洗澡、吃饭、穿衣、打扮、散步

　工具性日常生活活动（IADL）：打电话、购物、烹调、整理、洗涤、旅行

认知状态和能力

营养状况

生活安排和社会状态

法律文件

序去定位患者的能力。询问在过去一年里有没有摔倒过，这可能会提示该患者有无走动和平衡方面的困难，促使你给患者提供特别的保护，如果该患者要被收入院的话。

当然，一旦你在病史和体格检查中已经完成了这些要点，你还会进行实验室检查，这不仅仅包括通常的全血细胞计数（CBC）和尿液分析。有些人已不再推荐"常规"术前实验室检查，但指出你要求做的检查应基于你预期的需要[22]，如表 2.5 所示。此外，如果在初步的询问病史、体格检查和初步实验室检查后，你还怀疑可能存在什么问题，那你可能需要另外的会诊。表 2.6 描述了应由该领域的专家进行评价的种种情况（GAYF）。但其他怀疑应该进行另外的会诊。如果你附近就有一个老年医学专家，那么或许进行"综合性老年病评估"[23]就顺理成章了。然而，如果在这一点上你评估了患者的健康状况，或者对他或她的年龄来说该疾病的发病率极低，你就会感到自信：你进行评价时已增加了必需的老年医学评估，达到某种程度的信心。在我们的下一章中，将会涉及处理老年泌尿系统疾病的诊疗规程。

表 2.5　术前检查的指证（改编自 Hepner[22]）

诊断效能：检查能正确识别异常吗？
诊断效果：检查能否改变你的诊断？
治疗效能：检查将改变你的治疗吗？
治疗效果：检查将改变患者的结果吗？

表 2.6　患者有以下情况推荐术前会诊

最近心肌梗死/心绞痛
心律失常
主动脉瓣狭窄
慢性肺疾病
肾或肝衰竭
糖尿病
老年痴呆症或精神错乱的病史

参考文献

1. Arizona Health Sciences Library. Aging-related topics. 2011. Available from: http://www.ahsl.arizona.edu/topics/geriatrics. Accessed 18 Feb 2011.
2. Reuben DB, Herr HA, Pacala JT, et al. Geriatrics at your fingertips. New York: The American Geriatrics Society; 2009.
3. Campbell VA, Crews JE, Moriarty DG, et al. Surveillance for sensory impairment, activity limitation and health-related quality of life among older adults—United States, 1993–1997. MMWR. 1999;48:131–57.

4. Teutsch C. Patient-doctor communications. Med Clin North Am. 2003;87:1115–45.

5. Drach GW, Forciea MA. American Urological Association Update Series. American Urological Association 2005;24:287–95.

6. Drach GW. Geriatric urology. In: Hanno PJ, Malkowicz SB, Wein AJ, editors. Penn Clinical Manual of Urology. Philadelphia: WB Saunders; 2007.

7. Mathur S, Plank LD, Hill AG, et al. Changes in body composition, muscle function and energy expenditure after radical cystectomy. BJU Int. 2007;101:973–7.

8. Centers for Disease Control and Prevention. Limitations in activities of daily living and instrumental activities of daily living, 2003–2007. 2011. Available from: http://www.cdc.gov/nchs/health_policy/ADL_tables.htm. Accessed 29 June 2011.

9. Centers for Disease Control and Prevention. Instrumental activities of daily living. 2011. Available from: http://www.cdc.gov/nchs/health_policy/IADL_tables.htm. Accessed 29 June 2011.

10. Gericareonline.net. Get-up-and-go test. Available from: http://gericareonline.net/tools/eng/falls/attachments/Falls_Tool_2_Get_Up_and_GoTest.pdf.

11. Nordin E, Lindelof N, Rosendahl E, et al. Prognostic validity of the Timed Up-and-Go test, a modified Get-up-and-Go test, staff's global judgment and fall history in evaluating fall risk in residential fare facilities. Age Ageing. 2008;37:442–8.

12. Malani PS. Functional status assessment in the preoperative evaluation of older adults. JAMA. 2009;302:1582–3.

13. Gericareonline.net. Mini mental status exam. Available from: http://gericareonline.net/tools/eng/attachments/ML_Tool2_Brief_Screening_Tools.pdf

14. Fink AS, Prochazka AV, Henderson WG, et al. Enhancement of surgical informed consent by addition of repeat back: a multicenter, randomized controlled clinical trial. Ann Surg. 2010;252:27–36.

15. Ahmed T, Haboubi N. Assessment and management of nutrition in older people and its importance to health. Clin Interv Aging. 2010;5:207–16.

16. Botella-Carretero JI, Iglesias B, Balsa JA, et al. Perioperative oral nutrition supplements in normally or mildly undernourished geriatric patients submitted to surgery for hip fracture: a randomized clinical trial. Clin Nutr. 2011;29:574–9.

17. Botella-Carretero JI, Balsa JA. Perioperative oral nutrition supplements in normally or mildly undernourished geriatric patients submitted to surgery for hip fracture: a randomized clinical trial: response to letter to the editor. Clin Nutr. 2011;30:398.

18. UK National Statistics. 2011. Available from: http://www.statistics.gov.uk. Accessed 27 June 2011.

19. Cudennec T, Gendry T, Labrune S, et al. Use of a simplified geriatric evaluation in thoracic oncology. Lung Cancer. 2010;67:232–6.

20. Lang P, Michel J, Zekry D. Frailty syndrome: a transitional state in a dynamic process. Gerontology. 2009;55:539–49.

22. Hepner DI. The role of testing in the preoperative evaluation. Cleve Clin J Med. 2009;76:822–7.

23. Kristjansson SR, Nesbakken A, Jordhey MS, et al. Comprehensive geriatric assessment can predict complications in elderly patients after elective surgery for colorectal cancer: a prospective observational cohort study. Crit Rev Oncol Hematol. 2010;76:208–17.

第 3 章　泌尿外科的诊疗规程

Sanjay Kasturi，William I. Jaffe，Ariana L. Smith

（白培明　译　罗建珍　校）

引言

诊疗规程是所有泌尿科实践的一个重要组成部分。鉴于泌尿系统疾病在老年人群中普遍存在，最重要的是在这个群体里执行规程时要注意考虑特殊事项。本章将讨论常见的泌尿系统疾病的诊疗规程，并强调老年患者的护理。

诊疗操作的体位

简单操作如导尿和纤维膀胱镜检查在男性可取仰卧位，在女性可取"青蛙腿"位。更复杂的操作如硬式膀胱镜检查，需要把患者放置在截石位。截石位是让患者仰卧位，将臀部移到检查床边，双腿弯曲放置于腿架上，髋部和膝部弯曲不超过 90°，髋关节外展一般不超过 30°。"标准"和"低位"截石位的实例见图 3.1。对于老年患者需要考虑到普遍存在关节疾病和假肢的情况。例如，据估计，患者年龄＞65 岁的年龄组接受过全髋关节置换术的人数比年龄＜65 岁的患者组多 3.5～4.5 倍[1]。提倡将海绵或胶垫放在脚踝、小腿肚、膝盖，避免这些区域受压。患者一般能耐受这个体位，如果手术时间超过 4～6 小时，筋膜室综合征之类的并发症往往可能发生于手术室中[2]。

导尿术

在一些情况下，可能需要在诊室环境进行导尿。非留置导尿或直接导管插入可以用来为尿培养获得一个无菌尿液标本或测量排泄后残余（post-void residual，PVR）尿量。留置导尿通常应用于尿潴留。导尿管的插入和维护对老年人群和他们的照护者来说是非常重要的，因为 5%～10% 的养老院患者和多达 18% 的有下尿路症状（low urinary tract symptom，LUTS）的患者中，都留置了 Foley（气

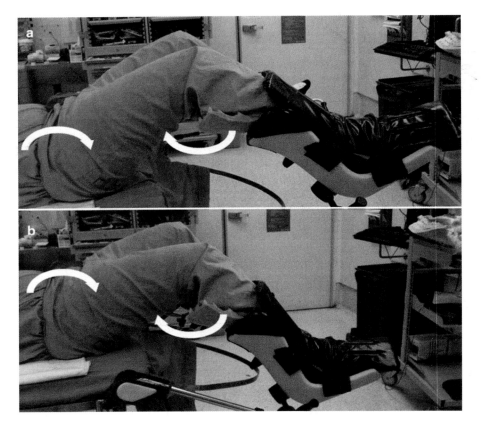

图 3.1 （a）标准截石位和（b）低位截石位，请注意髋关节和膝关节弯曲不超过 90°和受压点填软垫（泡沫）

囊尿管）导尿管[3-4]。一般导尿管护理需要保持一个封闭的引流系统，以避免上行感染。经常清洗外生殖器区域防止污垢和刺激，最重要的是尽可能早点去除留置导尿管。长期留置导尿管并不是一个理想的处理措施，因为会导致反复感染、尿道侵蚀以及膀胱周期性舒缩功能的丧失。在不能自行排空尿液的患者，可以自家间歇性导尿。对于那些不能够自家间歇性导尿的患者，也可以行耻骨上膀胱置管穿刺引流（见下文）作为替代选择。

　　无菌技术包括无菌手套、生殖器周围和尿道的清洗、使用无菌导尿管，建议在诊所或医院操作。自家间歇性导尿术不要求无菌，但需洗手、避免严重的污染。可以使用润滑凝胶或 2%利多卡因凝胶，这有助于轻松插入导尿管。有时会遇到前列腺增大、尿道假道、膀胱颈挛缩或尿道狭窄，导致尿管插入困难。在这种情况下可能需要用弯头导尿管、内置导丝导尿管或丝状探子（图 3.2）。

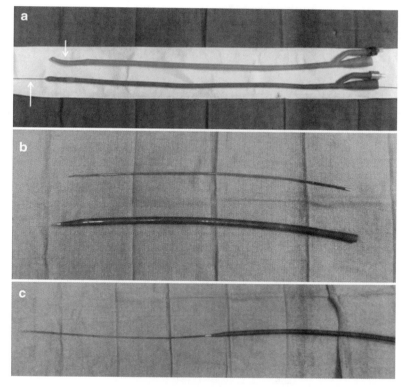

图 3.2　（a）上面的是 Coude（弯头）导尿管，箭头所指尖端弯曲是允许导尿管通过增大的前列腺；下面的是 Council 导尿管，箭头所指导尿管能够通过导丝。（b）上面的丝状器械柔软易弯曲，容易穿过狭窄；下面的器械是丝状导丝连接的扩张器。（c）丝状导丝与其扩张器相连

尿道扩张

在尿道狭窄或尿道外口狭窄的情况下，尿道扩张可能是必不可少的。使用器械之前行局部麻醉。关键是将扩张器械准确地插入狭窄的腔道以避免造成一个假道。最安全的方法是使用膀胱镜，并在直视下将一根导丝通过狭窄的腔道。将扩张器跟随导丝插入，通常能通过狭窄处进行扩张，直至达到一个适合的管腔直径（图 3.3）。尿道探子可能更适合应用在比较罕见却常被误诊的女性尿道狭窄（图 3.3）。扩张后医生可能放置一个临时的留置导管保持扩张区域开放，并推荐患者实施自家间歇导尿，或者更简单一点，让患者在指定的时间内复诊，间歇地评价扩张效果。

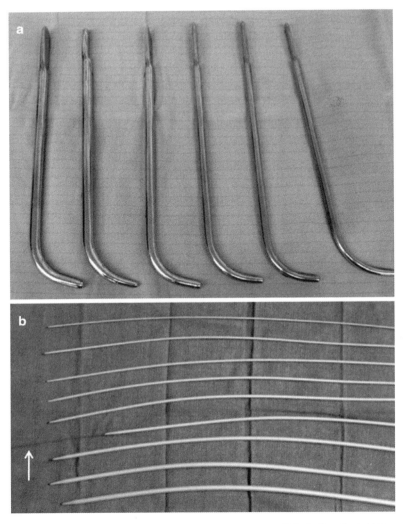

图 3.3 （a）系列尿道探子扩张器。（b）系列尿道扩张器，箭头所指
为扩张器通过导丝的能力

膀胱镜检查

膀胱镜或尿道膀胱镜检查，是一个可以在直视下观察整个膀胱和尿道的过
程。可以在局部麻醉（2%利多卡因凝胶或膀胱内灌注利多卡因）下在诊室内进
行。膀胱镜检查可以用纤维膀胱镜或硬式膀胱镜，取决于患者的需求或患者可放
置的体位（图 3.4）。纤维膀胱镜检查可以在仰卧位操作，但硬式膀胱镜检查需
要取截石位。为了使患者舒适，在使用硬式膀胱镜检查时应该使用最小直径的膀

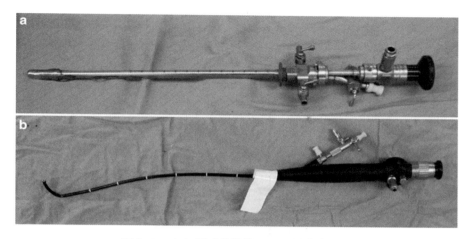

图 3.4　（a）硬式膀胱镜。（b）纤维膀胱镜

胱镜（17 French）。为了观察清楚，可使用无菌的液体，一般是生理盐水，来扩张尿道和膀胱。活组织检查的标本可以用活检钳通过膀胱镜的工作通道获取。电灼活检部位或膀胱内其他区域可以使用蜂头电灼器，此过程必须用甘氨酸、山梨醇或灭菌水作为冲洗液。激光治疗膀胱肿瘤、病损或结石可以使用各种波长的激光能量和具体的激光纤维进行。

在进行任何泌尿系统器械操作前应采取合适的措施，以确保患者的尿液是无菌的。目前的证据表明，在无合并症的情况下不需要也不推荐使用抗生素。在进行全关节置换的患者中，在过去两年内接受置换的患者和那些高风险的患者（炎性关节病、免疫抑制、既往关节感染）推荐预防性使用抗生素[5]。体内置入钢板、钉或螺丝的患者不需要预防性地使用抗生素。目前，美国心脏协会（AHA）不建议给正在接受泌尿系统手术的患者预防性使用抗生素来预防感染性心内膜炎[6]。不需要在所有情况下停止抗凝血剂的应用，但医生应该知道这些抗凝血药物（如阿司匹林、布洛芬、华法林、抗血小板药物）。如果还要通过膀胱镜进行其他治疗时，那就应该停用抗凝血药。最后，一些作者指出服用香豆素类药物的患者再服用复方磺胺甲噁唑和氟喹诺酮类药物可以导致超过治疗量的国际标准化比值（INR）水平[7]。如果在膀胱镜检查后把这些抗生素用于服用香豆素类药物的老年患者，那就需要与初级保健医生和老年专科医生进行适当的沟通，并且需要进行 INR 监测。

膀胱镜检查的副作用通常是轻微的。它们可能包括尿痛、血尿、排尿困难，及少见的尿路感染。并发症相当罕见，但可能包括尿道狭窄形成、急性尿潴留、出血、血凝块梗阻。

留置耻骨上膀胱造瘘管

在泌尿科，耻骨上膀胱造瘘管（suprapublic tube，SPT）常用于患有神经源性膀胱功能障碍的患者（不能进行间歇性直接导尿）或不能够将尿管从尿道插入膀胱（创伤、严重狭窄疾病）时。最近的两个大样本研究分别为 219 例和 549 例患者，发现放置耻骨上膀胱造瘘管（SPT）时的平均年龄分别为 73 岁和 66 岁[8-9]。因此，重要的是老年患者以及他们的家庭成员和主要照护者知道长期留置耻骨上造瘘管的常见并发症，如尿路感染和导管堵塞。

留置 SPT 最好在手术室的环境下通过开放切口或经皮（用或不用膀胱镜术和/或超声波引导）进行。在诊室放置 SPT 应当只用于紧急情况下，可行的话在膀胱镜检查辅助下进行，否则可能发生严重的并发症，如肠道损伤、血管损伤和SPT 错位。

当在诊室操作时，首先应完全充盈膀胱。然后进行局部麻醉后在耻骨上3～4 cm（或两横指）皮肤切一个小横行切口。接下来，用一个长脊髓穿刺针或"探"针垂直于皮肤穿刺，并且不要太向头部（远离膀胱）或太近尾部（太靠近膀胱颈部）。如果没有在膀胱镜检查辅助下，尿液应该从穿刺针被吸出来以确认位置。接下来，用 Rousch 套管针或膀胱切开术包内的导管在穿刺针旁边朝相同的方向插入。用 Rousch 套管针时，一根导尿管通过中空的腔放置，然后拔出Rousch 套管针（图 3.5）。若用膀胱切开术导尿包，则撤出导尿管中的闭塞导丝，将导管留下（图 3.5）。

SPT 护理类似于留置尿道导管（见上述）。大多数泌尿科医生每月一次在诊室更换 SPT，然而如果有出现结痂和阻塞问题，可能需要每 2～3 周更换一次造瘘管。

尿动力学

尿动力学是任何泌尿科医疗实践的一个重要方面。老年患者可能由于各种原因来做尿动力学检查，包括膀胱出口梗阻、盆腔器官脱垂、膀胱过度活动症和尿失禁。所有这些原因中尿失禁可能是老年患者和他们的照护者最麻烦的问题。事实上，在养老院有尿失禁困扰的患者多达 40%，而且这类人群占转诊来做尿动力学检查患者的相当多比例。本节将按国际尿控协会（ICS）制订的标准来定义尿动力学[10]，并将讨论其与老年人相关的具体应用。

尿动力学中无创尿流率测定是最简单的方法。应该指出的是，这种方法在很大程度上是依赖于排尿量（需要大于 150 ml），正常的最大尿流率基于年龄和性别的列线图。在男性，最低可接受的最大尿流率在 14～45 岁、46～65 岁、66～

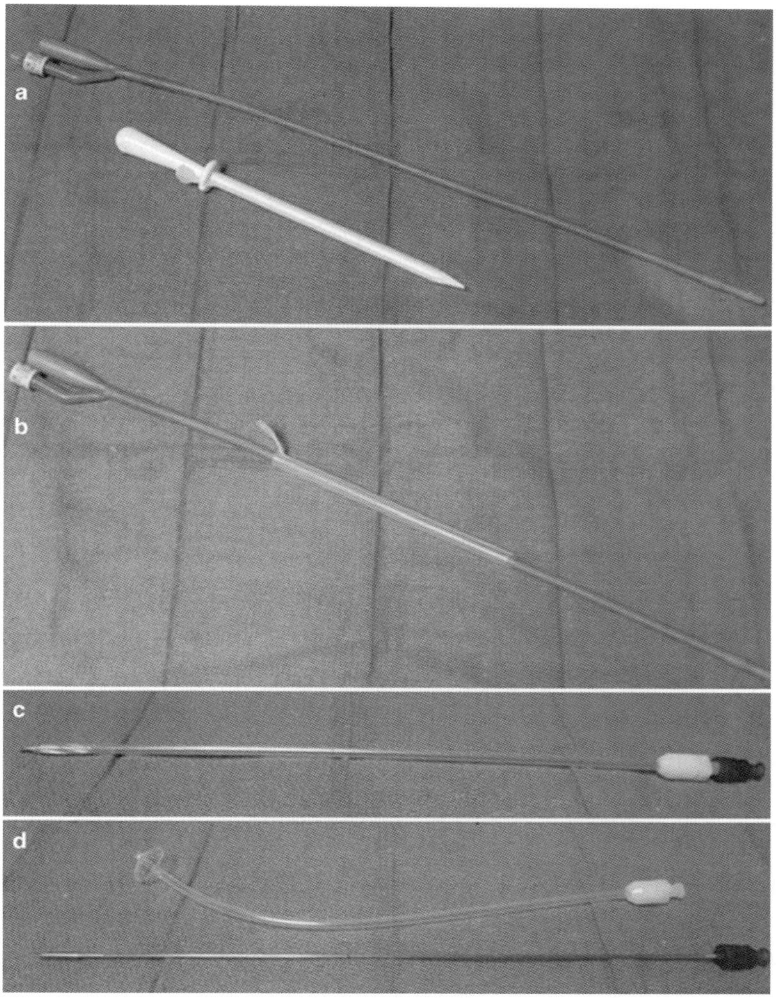

图 3.5　（**a，b**）Rousch 套管针。（**c，d**）膀胱切开术导尿包及自固定导管

80 岁各年龄组分别为 21 ml/s、12 ml/s 和 9 ml/s。在女性 14～45 岁、46～65 岁和 66～80 岁各年龄组的最大尿流率分别是 18 ml/s、15 ml/s 和 10 ml/s[11]。一般来说，大多数人会接受正常值＞15 ml/s[12]。图 3.6[13] 代表理想的尿流率测定曲线，而表 3.1 列出有关术语的定义[10]。无创尿动力学评价的内容除尿流率测定外，还有排泄后残余尿（PVR）测定。PVR 测量通常在排尿后 60 秒内用超声检查（或导尿）评估。如果残余尿测量得太迟，就可能因为尿仍在不断产生而导致测得的残余尿量过高。残余尿增加的定义尚未标准化，但是在临床上一般认为残余尿量大于 50～100 ml 就是残余尿量增加。有趣的是，在男性患者残余尿不受年龄的影响，然而在随机选择的 70～79 岁的男性中，约 25％的人残余尿量大于 50 ml[14]。

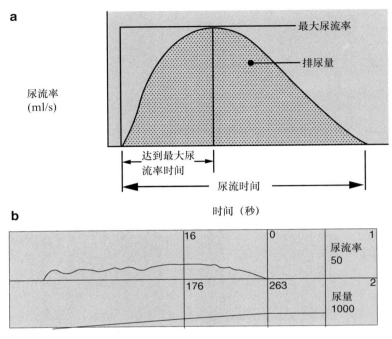

图 3.6 （a，b）理想的流量曲线（来自 Peterson 和 Webster[13]，获得 Saunders-Elsevier 许可）

表 3.1   尿流率测定

术语	定义
尿流曲线图	用流率和流线图来描述自主排尿尿液通过尿道的情形 尿线图可以是连续的（没有中断）或间歇的（中断模式）
尿流率（ml/s）	单位时间内通过尿道的尿液排出量
排尿量（ml）	尿液通过尿道排出的总量
最大尿流率—Qmax （ml/s）	尿流率最大测量值
尿流时间（s）	可测量的流量实际发生的时间
平均尿流率—Qave （ml/s）	排尿量除以尿流时间
排尿时间（s）	排尿不中断时排尿时间等于尿流时间。排尿时间包括排尿期间间断排尿的时间
最大尿流时间（s）	从开始排尿到最大尿流所持续的时间

    膀胱压力测定指的是在膀胱充盈和排尿期间测量膀胱的压力/容量关系。膀胱压力图记录膀胱充盈期间压力和容量的动态变化，膀胱充盈期始于尿液开始注入膀胱，结束于允许患者排尿时（图 3.7）[13]。

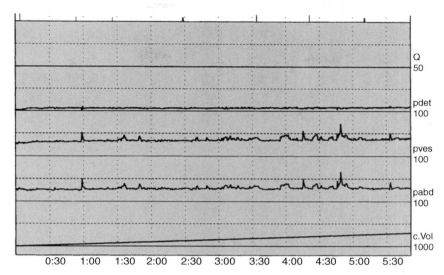

图 3.7　正常膀胱测压图形，请注意正常的顺应性和没有逼尿肌过度活动（来自 Peterson 和 Webster[13]，获得 Saunders-Elsevier 许可）

充盈期膀胱压力-容量测定的目的是评估膀胱感觉、膀胱容量、膀胱逼尿肌是否过度活动、膀胱顺应性。充盈本身可能以生理的速度进行，生理的速度低于预计最大值（即以千克计算的体重除以 4，表示为 ml/min），或非生理速度进行（即比预计的最大值更大）。实际上充盈速度常用 10～100 ml/min。膀胱感觉通过询问患者来评估。这些参数详细见表 3.2[10]。充盈期膀胱疼痛是异常的，应引起临床医生注意。

表 3.2　膀胱感觉的临床参数

术语	定义
膀胱充盈的初始感觉	当患者第一次意识到膀胱充盈时的感觉
首次尿意	患者希望排出尿液的第一次感觉
正常尿意	感觉到在下次方便的时刻患者要去排尿，但排尿可以推迟
强烈尿意	持久的排尿愿望，但没有尿失禁的恐惧
尿急	突发的强烈的排尿愿望，很难憋住尿
膀胱过度活动	充盈期膀胱感觉过敏包括：①提早的初始尿意；②发生在膀胱容量较低时的提早的强烈尿意；③低膀胱容量；④没有逼尿肌压力的异常增加
膀胱感觉降低	在膀胱充盈期膀胱感觉减弱
膀胱感觉缺失	患者报告在膀胱充盈期没有感觉

膀胱容量的测量有几种方法。首先是功能性膀胱容量，即患者排尿日记中记录的最大排尿量[13]。其次，膀胱容量是指患者得到允许去排空膀胱时的膀胱容量，而最大膀胱容量是指患者憋不住尿时的膀胱容量[10]。

充盈期逼尿肌功能正常是指随着膀胱充盈，逼尿肌压力轻微或没有随着充盈而变化。并且，尽管受刺激（快速充盈、使用冷的或酸性的灌注液体、体位变化和洗手）也没有不自主的位相性收缩。膀胱逼尿肌过度活动是指充盈期膀胱不自主地收缩，可以是自发的或受激发的，产生持续一定时间和振幅的波形。表 3.3 中列出逼尿肌过度活动的相关术语[10]。

充盈期膀胱压力测定的最后组成部分是顺应性。膀胱顺应性是指膀胱容量改变时膀胱容量增加值与逼尿肌压力增加值的比值，单位为 ml/cmH_2O。ICS 建议在 CMG 图中以两个节点去计算顺应性：①顺应性的计算起点是在膀胱开始充盈时逼尿肌的压力和相应的容量（通常是零）；②顺应性的计算终点是在膀胱最大容量时（或任何逼尿肌收缩导致明显漏尿之前的膀胱容量）逼尿肌的压力和膀胱容量。异常低的顺应性（$<12.5ml/cmH_2O$）导致的膀胱储尿期压力升高是肾功能恶化的风险因素。

最后，充盈期膀胱压力测定时，漏尿也应进行评估和详细描述。尿动力学的压力性尿失禁（替代真性压力性尿失禁）是指在膀胱充盈期，无逼尿肌收缩的情况下，尿液不自主地流出，与腹腔压力增加有关。

腹部漏尿点压力（abdominal leak point pressure，ALPP）是一个由增加腹压（咳嗽或 Valsalva 动作）引发的漏尿时的压力，其测定值指无逼尿肌收缩的状态下引起漏尿的最低膀胱压力值。在女性，ALPP 可作为压力性尿失禁的一个客观测量指标，其评估需要固定的膀胱容量（至少 $150\sim200$ ml）[13]。通常 ALPP 小于 60 cmH_2O，就意味着内括约肌受损（intrinsic sphincter deficiency，ISD），ALPP 为 $60\sim90$ cmH_2O，就表明 ISD 与尿道过度活动并存，数值大于 90 cmH_2O，就提示主要是尿道过度活动。逼尿肌漏尿点压力（detrusor leak point pressure，DLPP）是一个静态压力，在没有腹压增加和逼尿肌收缩时观测到漏尿时逼尿肌压力的最低值。这通常见于低顺应性膀胱患者。在这些情况下，漏尿本质上是"压力启动"机制。McGuire 首次在患有脊髓发育不良的小儿患者身上描述了 DLPP[15]。

表 3.3 逼尿肌过度活动的术语

术语	定义
阶段性逼尿肌过度活动	特征波形和导致或不导致尿失禁
终末逼尿肌过度活动	在膀胱容量测定时发生单一的、无意识的逼尿肌收缩，通常不能被抑制而导致尿失禁及膀胱排空
特发性逼尿肌过度活动	没有确定原因发生逼尿肌过度活动（代替逼尿肌不稳定）
神经性逼尿肌过度活动	当确定有神经系统相关疾病时发生逼尿肌过度活动

在这种情况下，患者 DLPP 大于 40 cmH₂O 时上尿路损害的风险比小于 40 cmH₂O 更显著。在非神经系统疾病的患者，没有数据显示有类似的关系。

　　压力流率测定是膀胱排空尿液时压力与尿流率关系的图示记录，其测定过程从让患者排尿开始，以患者认为他们已经完成排尿而结束。压力流率研究描绘在图 3.8[13]，其术语描述在表 3.4[10]。

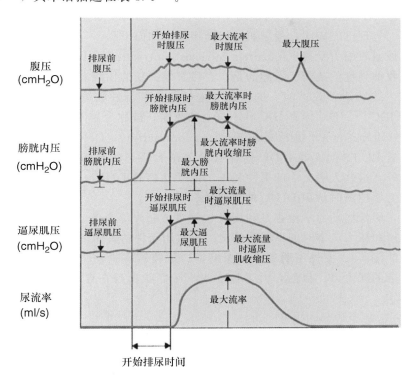

图 3.8　压力流率研究（来自 Peterson and Webster[13]，获得 Saunders-Elsevier 允许）

表 3.4　压力流率

术语	定义
排尿前压力	最初等容收缩之前记录的压力
开始排尿时间	导致尿流开放的最初压力持续的时间反映了尿流从压力测量点到传感器的实际时间
开始排尿时压力	记录到尿流开始时的压力
最大压力	所测压力最大值
最大尿流时压力	测量尿流率最大时的压力
最大尿流时的收缩压	最大尿流时压力和排尿前压力的差
尿流延迟	压力改变和测定尿流率相应变化之间的时间延迟

根据 ICS 的定义，正常排尿完成首先是自主地松弛尿道括约肌（即减少尿道内压力），随之逼尿肌持续收缩，导致在正常时间范围内完成膀胱排空[10]。相反，逼尿肌收缩乏力（detrusor underactivity，DU）的定义是收缩强度降低和（或）持续时间减少，导致膀胱在没有梗阻的情况下，排空时间延长和（或）在正常时间范围内不能实现膀胱完全排空。

DU 是一种临床综合征，可能由于很多原因，如粪便压迫、糖尿病、药物和运动障碍[3]。现已经表明，逼尿肌功能随年龄增加而下降，是老年患者 LUTS 的病因。逼尿肌收缩力受损（impaired detrusor contractility，IDC）一词常用来描述逼尿肌收缩强度的减弱。有趣的是，在患有尿失禁的住院老年患者中进行尿动力学研究，结果显示超过 61% 的人患有逼尿肌无抑制性收缩，其中近一半的患者也合并 IDC[16]。DU 伴有 IDC 和不自主的收缩，被称为逼尿肌过度活动伴收缩功能受损（detrusor hyperactivity impaired contractility，DHIC）。最近的数据表明，在患有 LUTS 的人群中 DU 伴有 IDC 存在于 48% 的老年男性和 12% 的老年女性。此外，这些人中 2/3 的男性和 1/2 的女性伴有 DHIC[4]。这些结果强调在进行尿动力学检测时认识 DHIC 的重要性。

最后，影像尿动力学检查是利用 X 线透视或超声等影像学检查，来显示充盈期膀胱测压和压力流率时的下尿路情况。它被用于评估具体部位的尿路阻塞（膀胱颈部功能障碍）、女性不明原因的尿潴留、盆腔器官脱垂、神经源性排尿功能障碍和复杂的尿失禁。显然，大多数这些临床症状出现在伴有 LUTS 的老年患者身上。

结论

本章初步描述了泌尿系统诊疗的基本规程和如何使这些规程来适合并满足老年人的需求。特别提到必须注意患者的体位。此外，泌尿科医生应该更新预防性使用抗生素的适应证知识，因为全关节置换以及心脏瓣膜疾病在老年人中并不罕见。患者和他们的照护者还必须适当地接受留置导尿管的护理教育，因为这些通常用于管理老年人下尿路的问题。最后，泌尿科医生必须意识到随着年龄增加的老年患者下尿路的改变，以便在进行无创的尿动力学（尿流率和 PVR）检查时能够进行调整，并能够在进行膀胱压力流率测压时识别 DHIC。对老年人泌尿系统疾病的警觉最终会使患者以及他们的家庭和照护者受益。

致谢　"尿动力学"部分选自 Kasturi S，Jaffe WI，Smith AL：Clinically relevant terminology of the lower female genitourinary tract. Curr Bladder Dysfunct Rep，2011，6：159-166. 并获得其许可。

参考文献

1. Kurtz S, Mowat F, Ong K, Chan N, Lau E, Halpern M. Prevalence of primary and revision total hip and knee arthroplasty in the United States from 1990 through 2002. J Bone Joint Surg Am. 2005;87(7):1487–97.
2. Raza A, Byrne D, Townell N. Lower limb (well leg) compartment syndrome after urological pelvic surgery. J Urol. 2004;171(1):5–11.
3. Taylor 3rd JA, Kuchel GA. Detrusor underactivity: clinical features and pathogenesis of an underdiagnosed geriatric condition. J Am Geriatr Soc. 2006;54(12):1920–32.
4. Abarbanel J, Marcus EL. Impaired detrusor contractility in community-dwelling elderly presenting with lower urinary tract symptoms. Urology. 2007;69(3):436–40.
5. American Urological Association; American Academy of Orthopaedic Surgeons. Antibiotic prophylaxis for urological patients with total joint replacements. J Urol. 2003;169:1796–7.
6. Wilson W, Taubert KA, Gewitz M, et al. Prevention of infective endocarditis: guidelines from the American Heart Association: a guideline from the American Heart Association Rheumatic Fever, Endocarditis and Kawasaki Disease Committee, Council on Cardiovascular Disease in the Young, and the Council on Clinical Cardiology, Council on Cardiovascular Surgery and Anesthesia, and the Quality of Care and Outcomes Research Interdisciplinary Working Group. J Am Dent Assoc. 2008;139(Suppl):3S–24.
7. Glasheen JJ, Fugit RV, Prochazka AV. The risk of overanticoagulation with antibiotic use in outpatients on stable warfarin regimens. J Gen Intern Med. 2005;20(7):653–6.
8. Cronin CG, Prakash P, Gervais DA, et al. Imaging-guided suprapubic bladder tube insertion: experience in the care of 549 patients. AJR Am J Roentgenol. 2011;196(1):182–8.
9. Ahluwalia RS, Johal N, Kouriefs C, Kooiman G, Montgomery BS, Plail RO. The surgical risk of suprapubic catheter insertion and long-term sequelae. Ann R Coll Surg Engl. 2006; 88(2):210–3.
10. Haylen BT, de Ridder D, Freeman RM, et al. An International Urogynecological Association (IUGA)/International Continence Society (ICS) joint report on the terminology for female pelvic floor dysfunction. Neurourol Urodyn. 2010;29(1):4–20.
11. Abrams P. Urodynamic techniques. In: Abrams P, editor. Urodynamics. 3rd ed. Bristol: Springer; 2005. p. 17–116.
12. Haylen BT, Parys BT, Anyaegbunam WI, Ashby D, West CR. Urine flow rates in male and female urodynamic patients compared with the Liverpool nomograms. Br J Urol. 1990; 65(5):483–7.
13. Peterson AC, Webster GD. Urodynamic and videourodynamic evaluation of voiding dysfunction. In: Wein AJ, Novick AC, Partin AW, Peters CA, editors. Campbell-Walsh Urology, vol. 3. 9th ed. Philadelphia: Saunders-Elsevier; 2007. p. 1986–2010.
14. Kolman C, Girman CJ, Jacobsen SJ, Lieber MM. Distribution of post-void residual urine volume in randomly selected men. J Urol. 1999;161(1):122–7.
15. McGuire EJ, Woodside JR, Borden TA, Weiss RM. Prognostic value of urodynamic testing in myelodysplastic patients. J Urol. 1981;126(2):205–9.
16. Resnick NM, Yalla SV, Laurino E. The pathophysiology of urinary incontinence among institutionalized elderly persons. N Engl J Med. 1989;320(1):1–7.

第4章　药物治疗问题

Mary Ann Forciea

（罗广承　译　周剑文　校）

病例报告

　　L夫人，82岁，大学退休教授，因"尿失禁3年"就诊。她每日漏尿，需要大号尿垫，打网球时漏尿量会增加，近期她患上呼吸道感染，其间症状明显加重。L夫人生活自理，独自生活，每周都会打网球。她现有的其他疾病包括高血压、糖尿病、高脂血症、青光眼及腰骶脊椎关节炎。她目前的用药有：阿司匹林、氢氯噻嗪、美托洛尔、依那普利、二甲双胍、辛伐他汀、萘普生、毛果芸香碱滴眼剂。患者就诊，希望提高自己的控尿能力。

老年患者用药概述

　　药物治疗对老年患者来讲非常重要。老年患者中患有慢性疾病及需要服药治疗者占较大比例。在美国，大于65岁的人口占总人口的13%，却使用了33%的处方药[1]。老年人患有充血性心力衰竭、糖尿病等慢性疾病而需使用各种小剂量药物治疗的情况越来越多。随着药物负荷增加，药物副作用随之增多。如何选择药物，也是一种治疗技巧[2]。

　　对任何年龄的患者来说最理想的药物治疗都应遵循以下准则：

用对了药物
正确的剂量
选对了患者
费用付得起

治疗老年患者时上述每个步骤都要求考虑得更周到。

正确的药物和剂量

1. 药物动力学要求："低剂量开始，逐步调整"。

药物起效和代谢的时间过程构成了它的药物动力学特性，这些特性通常分为几个方面：药物吸收、分布、代谢和清除。认识药物的这些特性，对老年患者非常重要。

a. 吸收

在老年患者，药物通过胃肠道吸收的过程临床上一般不会出现明显的变化，更重要的是能影响药物吸收的多种用药因素：

- 胃液 pH 下降（体内因素或胃酸分泌阻滞药所致）可以影响抗生素、维生素的吸收。
- 便秘、腹泻或药物影响胃肠道动力，导致肠内容物通过肠道不同节段运输时间的改变，从而影响药物吸收。
- 多种药物同时使用可妨碍药物吸收，例如：钙等阳离子可以影响左甲状腺素钠或氟喹诺酮类抗生素的吸收。
- 胃肠外给药时加入的溶液会相互作用，或加入的溶液出现渗透压改变，这些都使情况变得复杂。

不同医护团队之间的协作，特别是住院患者和养老院的场合，对设计能使所需药物最大程度吸收的用药方案而言，是必不可少的。长期照护药师顾问的参与，在这个过程中也很有益处。

b. 分布

药物分布通常用分布容积单位（V_d）或每千克体重容积来表示。因为随着年龄的增加，身体的成分会发生变化，药物透入身体间隙的情况以及达到稳定浓度的时间也会随之改变。身体脂肪增多，脂溶性药物就会有更大的分布容积。一些药物，例如氟西泮就需要更长的时间达到稳态血药浓度，也需要更长的清除时间。

另外，运输因素也可以影响药物分布。血浆白蛋白结合大多数药物，在老年人白蛋白浓度会下降，与白蛋白结合的药物减少，游离型药物增多，就可能增加药物毒性。受此影响的两个常用药物是华法林和苯妥英。

c. 代谢

药物代谢的两个主要器官是肝和肾。

老年人的肝血流下降、肝萎缩，导致肝的药物代谢功能降低。肝药物代谢分为Ⅰ和Ⅱ两个阶段。Ⅰ阶段反应包括羟基化、氧化、脱烷基和还原反应。代谢产物与原来的药物相比，可以是等效价、低效价或高效价的，它们的作用对老年患者来讲，可能不可预测。Ⅱ阶段反应包括葡萄糖醛酸化、结合或乙酰化作用。这个阶段的代谢产物一般是活性及毒性下降。

肾在维生素 D 的代谢过程中很活跃，将 25-羟维生素 D 转化为活性更高的 1，25-羟维生素 D。在肾衰竭患者，肾功能的减退可导致维生素 D 缺乏症。

d. 清除

提到药物的清除，以下几个术语是有用的：

清除率：指单位时间里药物从多大容量的血浆或血清内清除出去，L/min。

半衰期：血药浓度下降 50% 所需要的时间。

稳态：药物进入血液循环的量等于从血液中清除的量。绝大多数药物在 5 个半衰期后达到稳态浓度。

虽然肝在一些药物的代谢中发挥作用，但是绝大多数药物及其代谢产物的清除都需要肾参与。肾小管的分泌功能会随着年龄改变，但注意的焦点是肾小球的滤过功能也随着人的老化而下降。肾小球的滤过功能下降存在个体化差异，这点血肌酐水平很少能反映出来。Cockcroft-Gault 公式[1]是 GFR（即肌酐清除率，CrCl）的传统算法：

$$肌酐清除率＝[(140－年龄)×体重（kg）]/(72×血清肌酐)$$

女性肌酐清除率通常为此公式值乘以 85%。很多电子病历报告系统通过 Cockcroft-Gault 公式生成 CrCl 值，但是临床医师必须知道在低血流和低肌肉容量的时候，该公式不再可靠，这种情况在年老虚弱的患者很常见。可能的话，监测老年患者的血药浓度（如氨基糖苷类、抗惊厥药物），这是指导药物剂量调整的最佳方法。

老年患者的药效动力学，包括药物作用时间、效果强度会发生很大的不可预知的变化。例如，在一些老年患者，吗啡可以发挥更长时间的止痛作用。因此，许多的药物需要调整初始剂量和服用间隔。

给一个老年患者使用新的药物时，"低剂量开始，慢步伐调整"的格言仍然适用：小剂量开始，延长用药间隔；病情需要时再增加剂量和改变用药频率。表4.1 总结了这些原则。

"适合"的患者

对任何患者来说，最佳的药物、合适的剂量、合适的频率，都是处方的基本

表 4.1　衰老后的药物动力学改变总结

	衰老后改变	用药举例
吸收	胃肠道药物相互作用增加（复方用药）	质子泵抑制剂与抗生素、钙盐及左甲状腺素钠
分布	体脂增加 血清白蛋白及其结合药物下降	麻醉剂，华法林，苯妥英
代谢	肝代谢功能下降	苯二氮䓬类
清除	肾清除功能下降	氨基糖苷类，抗惊厥药

原则。为老年患者用药时，还应注意一些影响因素：

药效：新药很少在老年患者身上试验，因为药物的清除作用随年龄发生改变。虽然在为进行初始试验而选择患者时，FDA 鼓励采用更具有包容性的标准，但是老年人合并其他疾病的问题，似乎继续限制了有代表性的老年患者的入选。为老年患者开具新批准上市的药物，需要患者与医生有能力确定、监测药物的效果和副作用。习惯上，为老年患者选择已有定论的药物更为安全。

危害：

- 新批准上市的药物有何副作用，这对老年患者来说是不可预测的。
- 几类药物对老年患者更容易产生副作用：
  - 抗胆碱药物可促发急性青光眼、膀胱出口梗阻、心动过缓、晕厥。越来越多的报道显示用于失忆症的多奈哌齐与心动过缓和晕厥相关。
  - 阿片类药物可加重便秘，也可引起意识错乱。
  - 抗生素的应用可导致菌群失调性肠炎。

一份常用的药物信息来源列出了中老年患者应尽量避免应用哪些药物，这就是 "Beers 列表"[3-4]，表 4.2 列出该表中的一些例证以及慎用的理由。如果某些患者强烈偏爱使用 Beers 列表中的某些药物，应提供其药物使用依据。

- 药物之间的相互作用更易发生，因为老年患者平均服用的药物种类较多。

费用：很多老年患者收入有限，并且服用多种药物。现在多数收入高的患者购买医疗保险支付药费（这些保险规定可支付的处方名单），或是医疗保险 "D" 计划，或是各州的医疗补助方案。这些医疗保险计划越来越多地把已有定论的药物治疗费用包含进去，并且预核实的时间也缩短了。

依从性："付得起的费用" 及其他因素

老年患者在执行处方和继续按处方用药方面可能经历一些特殊的障碍。研究显示约 50% 的老年患者在至少一种药物上出现依从性问题。使情况变得更为复杂的是：患者可能不依从某一种药物，但对其他药物的依从性又很好[5]。

表 4.2 Beers 列表中潜在的不适合老年患者的药物举例

药物分类	举例	原因
非甾体抗炎药	萘普生	肾衰竭、胃肠道出血
巴比妥酸盐	苯巴比妥钠	意识错乱
苯二氮䓬类	氯氮䓬，地西泮	持久镇静
催眠和镇静药	苯海拉明、氟西泮	意识错乱、持久镇静
肌松药	环苯扎林、美索巴莫	抗胆碱作用
止痛药	哌替啶、右丙氧芬	意识错乱，很少受益
降压药	可乐定	心动过缓、直立性低血压

费用——药房数据显示多达 40％的处方药，患者并未去取。患者初始的不依从或者后续治疗的不依从，费用是主要原因。正如前面所述，老年患者的收入往往是固定的，并且用保险来支付按规定覆盖的处方药。许多医疗保险方案需要患者支付一部分费用，随着处方中药物量的增多，需要患者支付的费用就成为一个制约因素。尽量为患者开一些普通药物，对减少这种原因的依从性问题会有所帮助。

阅读能力——标准的药品说明书字体太小，许多老年患者看不清楚；并且，医学术语也难以被患者理解。一些大的连锁药店正在对此进行改进，印刷大号字、易读的说明书。医生的办公室也可以提供大字版的用药表和药物说明书，以供就诊的患者阅读。

动手能力——"防儿童开启"的药瓶，老年患者可能很难打开。结果他们可能会把药片移出原装药瓶，这增加了药物混淆的可能性。医生可能会给老年患者开一些非"防儿童开启"的药瓶，但如果家里有幼童，就要小心。现在有各种预装式药盒在售，由家庭人员或护理人员分装药物。一些智能药盒是自动的，会在一天固定的时间发出用药信号。在诊室，如果患者掌握不好多剂量吸入技术，则应该为患者配备专用的隔舱或喷压装置。有的药房会将患者每天定时服用的所有药物装在泡罩包装盒中，患者或其护理人员只需打开泡罩包装盒即可取用而不必打开几个药瓶。

老年患者药物不良反应

据估计，药物不良反应占老年患者急诊就诊的 20％。患者接受药物治疗，除了上述各具体药物单独应用时会带来风险，多种药物合用时药物与药物之间的相互作用也会带来风险之外，在老年患者身上还能见到另外一些副作用：

- 视力不佳，看不清药物标志，分不清所用的药片。
- 对复杂的药物用药方案，理解或执行困难。
- 不能理解各个药物的适应证是什么，结果导致用药错误。
- 患者认知力的下降增加上述各种可能性。认知力损害多是轻度的，这个问题在短短的接诊时间里医生是难以发现的，但它却极大地影响患者的用药依从性。
- 在养老院等机构里，有很多的给药时刻表，可能有很多护理人员经手，增加出错机会。举例而言，给药时刻表里的"TID"（一天 3 次）与 Q8h（每 8 小时一次）不应被认为是等同的。

在任何场合，都要把处方写得清清楚楚，应包括用药的适应证和尽可能简单的用药方案，这将能增加患者的依从性。养老院的医生应尽可能与药房、护士组成工作团队，以使用药程序精简。

收住医院或养老院的高血压或糖尿病患者，在刚入院的 48 小时有时候会发生低血压或低血糖。在新的诊断工作开始前，应考虑到患者在家里用药的依从性问题。事实上，患者可能会不按照医嘱服药。如果仍按照药单去调整药物，并由护理人员给药，可能就会导致过量用药。应当礼貌、严肃地询问患者或其护理人员，弄清楚患者在家中实际应用的药物及其剂量。

转变照护方式时的用药问题

从急症救护医院或养老院等机构出院时，给予老年患者开处方和检查处方时都要特别小心[2,6]。如果出院时开的药与入院时用的药不同，都要向患者耐心解释。住院期间患者接受不同的治疗措施，在许多情况下，在出院时可能需要改用别的药物，但药物的种类不变。可能的话，尽量让患者用回原来的药物（患者熟悉它们，并且可能家中有药物供应）。或者仔细告知患者用药已经变化，如果告知不细的话，患者重复用药的风险是很高的。患者用回原来的药物还可以减少用药监测，因为患者已经接受了这些基线药物用量。

对于那些身体功能发生明显改变，把他们转诊或收住到长期照护机构中者，应该考虑调整用药[4]。患者的生命预期值得继续用药吗？所用药物适合患者目前的治疗目标吗？

尿失禁：药物治疗选择

治疗尿失禁药物

大多数可用来治疗尿失禁（urinary incontinence，UI）的药物都是针对急迫性尿失禁的，这些药物对老年患者一直有效。抗毒蕈碱药有不同的抗胆碱功效和新陈代谢。表 4.3 为常用的药物。老年患者使用抗毒蕈碱药的禁忌证为：

- 尿潴留病史
- 胃排空障碍
- 闭角型青光眼

表 4.3 老年患者尿失禁药物的使用

抗毒蕈碱药
奥昔布宁（速释剂、缓释剂、贴剂）2.5mg 2 次/日，最大剂量 5mg 2 次/日
托特罗定（速释剂、缓释剂）1mg 2 次/日，最大剂量 5mg 2 次/日，CYP 3A4 途径代谢
曲司氯铵（赛弗）20mg/d
达非那新 7.5mg/d，最大 15mg/d；肝代谢，CYP 3A4
索利那新（卫喜康）5mg/d，最大 10mg/d；肝代谢，CYP450：3A4 底物
局部用雌激素

如果从最低剂量用起，然后根据需要，在监控下一点一点增加剂量，老年患者使用抗毒蕈碱药是安全的。用此类药过程中，如果患者尿失禁加重，应测定患者的残余尿量，因患者可能为充溢性尿失禁。长期使用这类药物可能导致口腔干燥症，增加了龋齿及牙齿脱落的风险。使用抗毒蕈碱药也可能增加患者认知混乱的风险，特别是多奈哌齐（爱忆欣）用于治疗痴呆症时。少有证据证明对某个患者而言，抗毒蕈碱类药物中某种药物优于另一种药物，患者使用一种药物无效，不要再试图应用另外一种。选择抗毒蕈碱药应依据药物相互作用、副作用、剂量以及费用。

局部用雌激素可以促进阴道黏膜增殖，对治疗绝经女性患者的压力性尿失禁有帮助。

尿失禁的行为治疗

对于老年患者的泌尿问题，非药物治疗是有效和可行的[7]。

尿失禁有相当多的行为疗法（参考第 7 章）。

生活方式调整——日常活动的改变对于很多患者可以减轻尿失禁症状。简单的调整，例如调整利尿药的服药时间可以减轻夜间尿失禁（将第 2 次的服药时间由 8 PM 改为 4 PM）。一些食物可刺激膀胱：辛辣食物、柑橘类水果以及人造甜味剂。咖啡因既是利尿药，又是平滑肌刺激剂。将每天吃的饮食记录下来，可帮助患者查清吃什么食物可引起与尿失禁有关的膀胱收缩。慢性便秘也与尿失禁有关。吸烟可导致尿失禁，因为吸烟增加咳嗽，并且尼古丁摄入可引起膀胱收缩。病态肥胖的女性患者，降低体重可减轻尿失禁症状。

凯格尔训练（Kegel exercises）——对于盆底肌松弛导致的压力性尿失禁患者，盆底肌训练对控制病情有帮助。阿诺德·凯格尔医生于 1948 年首先描述了这些训练方法[8]。患者（女性或者前列腺切除术后的男性）遵循以下流程：

- 确定盆底肌。通常是训练患者收缩用来防止排气的肛肠肌肉（盆底肌）。
- 主动收缩盆底肌，保持收缩状态 2～5 秒，循序渐进可持续收缩长达 10 秒。
- 重复盆底肌舒缩动作，先持续时间短促，然后延长，每次 10～30 个循环，每天 3 次。患者应该轮换体位，包括躺、坐、站三种姿势。

成功的凯格尔训练可增强盆底肌，已被证实可提高男女患者的尿控能力。并且，盆底肌训练不需要任何费用（除了最初的学习），不存在药物相互作用问题，还可以提高老年患者的信心和能力。强有力的证据支持盆底肌训练在预防和治疗尿失禁中的有效性。术前做凯格尔训练可减少前列腺切除术后尿失禁的发生。

膀胱训练——可用的技巧很多，均可训练间歇排尿。例如，在尿量达到尿失禁容量前主动排尿，可减少尿失禁次数。当然，绝大多数训练项目只能在患者清醒的时候进行。这些技巧包括：

- 定时排尿。教育或提醒患者按固定的时间排尿（经常是每 3 小时）。值得注意的是，固定时间排尿方便了医疗机构的护理人员和照护患者的人，但是并不总能适合患者个体生理状况。

- 排尿习惯训练。患者完成排尿日记，然后制订排尿时间表，培养个人的排尿习惯（可能是早餐后 30 分钟、2 小时后，其后每 3 小时）。
- 提示排尿。适用于痴呆症患者的护理人员。完成排尿日记，询问患者在预设的排尿间隔内是否尿湿。如果是干燥的（没有尿失禁），就按照这种间隔让患者去厕所或帮助他/她排尿。久而久之，就形成了干性正反馈。
- 膀胱再训练。适合于意识正常的患者。患者试图减少尿失禁次数，可设计一个调整过的排尿规律。教授患者一些抑制尿急的技巧，延长排尿间隔。这些技巧包括分散注意力，身心松弛。随着控制力提高，排尿间隔也会延长。

身体康复技术——膀胱电刺激或磁刺激已被提出用于治疗尿失禁。一篇基于随机对照试验研究的文献综述显示了有限的证据：电刺激组和磁刺激组与假刺激对照组、盆底肌训练组相比，更能提高患者的尿控能力。生物反馈技术可以提高盆底肌收缩意识，可以作为盆底肌训练（凯格尔训练）的辅助疗法。生物反馈治疗时，电极放于患者皮肤上，或者阴道、直肠内。肌肉收缩力和忍耐力强度指数可以用来帮助制订个体化的训练方案。女性患者阴道锤的使用也可以提高盆底肌力量。应教授患者插入、去除以及清洁阴道锤的方法。患者先使用轻的阴道锤，每天 2 次，每次 15 分钟。盆底肌增强后，再使用重些的阴道锤。一些患者，但不是全部患者，对阴道锤接受度很高。一些证据显示了阴道锤的有效性，但是，并无证据表明其效果强于单用凯格尔训练。

回到病例报告

做完尿路感染方面的检查，告知患者避免使用咖啡因。应该教会 L 夫人做盆底肌训练。如果她不能确定盆底肌，可以给她加做生物反馈。膀胱再训练可以增加排尿间隔时间，也可能对她有益处。如果她的尿失禁症状持续存在，可以试试服用奥昔布宁。

参考文献

1. Semla TP. Pharmacotherapy. In: Pacala JT, Sullivan GM, editors. Geriatric review syllabus: a core curriculum in geriatric medicine. 7th ed. New York: American Geriatrics Society; 2010. p. 82–91.
2. Shrank WH, Polinski JM, Avorn J. Quality indicators for medication use in vulnerable elders. J Am Geriatr Soc. 2007;55:S373–82.
3. Fick DM, Cooper JW, Wade WE, Waller JL, Maclean JR, Beers MH. Updating the Beers criteria for potentially inappropriate medication use in older adults: results of a US consensus panel of experts. Arch Intern Med. 2003;163:2716–24.

4. Holmes HM, Hayley DC, Alexander GC, Sachs GA. Reconsidering medication appropriateness for patients late in life. Arch Intern Med. 2006;166:605–9.
5. Steinman MA, Hanlon JT. Managing medication in clinically complex elders. JAMA. 2010;304:1592–601.
6. Meeks TW, Culberson JW, Horton MS. Medications in long-term care: when less is more. Clin Geriatr Med. 2011;27:1717–9.
7. Newman DK, Wein AJ. Managing and treating urinary incontinence. 2nd ed. Baltimore: Health Professions Press; 2009.
8. Kegel AH. Progressive resistance exercise in the functional restoration of the perineal muscles. Am J Obst Gynec. 1948;56(2):238–48.

第 5 章　老年泌尿外科患者的围术期处理

Eugene J. Pietzak，Thomas J. Guzzo

（罗广承　译　张楠根　校）

引言

在美国，约有一半的泌尿外科手术患者年龄在 65 岁或 65 岁以上[1]。到 2030 年，估计 20％的美国人口将大于 75 岁[2]。随着世界人口的老龄化，在这个年龄段手术的患者比例肯定会逐年增加。通过适当的患者选择、周密的计划和优质的围术期处理，老年患者也可以安全地接受手术，他们面临的风险可与年轻患者相当[3]。虽然在过去的几十年里，手术技术和麻醉方式取得了重大的进展，但是老年患者仍然是一个独特的和具有挑战性的手术人群。

术前评估

虽然，对于择期外科手术，患者的实际年龄不应该被视为一个禁忌证，然而，需要重视的是，与接受类似手术的较年轻患者相比，老年患者的围术期并发症风险显著增加[4]。老年手术患者并发症风险增加的因素是多方面的[5]。与较年轻的患者相比，老年患者具有更多的合并症、使用更多药物以及器官功能下降[5-6]。老年患者往往可以耐受最初的手术打击，但是有些人可能缺乏应对手术并发症的储备功能[7]，从而导致不佳的结果[8]。80 岁以上接受非心脏手术的患者中，估计有 20％将发生术后并发症，这使他们面临更大的死亡风险[9]。同样，美国外科医师学会国家外科质量改进项目的一份回顾性数据显示，即使调整术前存在的合并症，老年患者的胃肠道手术并发症发生率和病死率仍显著为高[10]。

尽管患者外科手术前的常规病史和体格检查都是标准化的，但是，详细评估老年患者的合并疾病、用药史、营养状况和功能状态，对于减少其并发症风险是至关重要的。

采集病史的时候，有一点很重要，就是要意识到老年患者可能听力减退、记忆力下降，也可能因为害怕失去独立性而轻估其症状[11]。在门诊，多达 40％认知障碍的患者在他们的记录表里没有痴呆症的诊断[12]。老年患者也可能症状延迟出现，或者临床表现很严重[11]。

术前评估的目的是评估围术期风险和发现问题，以便术前加以改善。在术前的评估过程中，应该开始讨论术后照护以确保能够制订适当的术后出院计划。

内科并存疾病

与较年轻的手术患者相比，老年患者通常有更多的内科疾病，老年人常见的内科问题包括痴呆症、慢性阻塞性肺疾病（COPD）、糖尿病、冠心病（CAD）、充血性心力衰竭和高血压。对于许多泌尿外科手术，并存疾病的存在及其严重程度可以作为预测术后转归的有价值的指标[13-15]。可以预期，相较于单纯年龄因素，患者并存疾病的存在是预测手术转归更有用的指标[16]。

药物治疗

全面了解患者当前的用药很重要，因为有40％的65岁及65岁以上老年人服用5种或5种以上的药物[17]。对老年患者来说，多个医生为其治病开药的情况并不少见。此外，这个年龄段的人群，针对心血管系统和中枢神经系统的药物是常见的处方。过多的用药，使围术期的管理明显变得复杂，往往需要与其他专家会诊、协商。

了解老年患者的药物治疗史可以减少潜在的药物相互作用，应该了解已知的变态反应史和既往不良反应，也要获得任何非处方药物、草药或营养补充剂的信息。老年患者很有可能使用抗凝药、阿司匹林、非甾体抗炎药，手术往往需要停止服用这些药物。虽然这些药物最佳的围术期处理方案没有达成共识，但目标是平衡患者围术期血栓形成和出血的风险，使这段窗口时间最小化。

营养状况

营养不良的危害性很容易被外科医生低估。尽管不同的研究对营养不良的定义有所差异，但是泌尿外科患者营养不良的发生率为16％～21％[18-19]。营养不良的发生随着年龄的增加而增加，可以由多种因素引起，包括潜在的合并症、牙列不良、身体功能差，以及使用影响消化、吸收、食欲、食物味道和气味的药物[20-21]。

营养不良是泌尿外科术后并发症的一个重要风险因素[22]。特别是对接受泌尿道根治性手术的患者，营养不良可能是导致术后并发症及死亡的最强风险因素[19,23]。这些发现与Gibbs等人先前的文献报道是一致的，即术前低白蛋白是大型非心脏手术并发症发病率和病死率的最强预测指标[24]。然而，血清白蛋白水平不仅反映了饮食摄入量，可能还受到合并症、炎性细胞因子和药物的影响[18,25-26]。

无论如何，手术伤口的愈合以及从手术分解代谢应激中恢复都需要足够的营养，这一点是很明确的[27-30]。全胃肠道外营养（total parental nutrition，TPN）已经被使用，但是，对手术患者益处很少，反而增加了感染的风险[31-32]。空肠造口术和胃造口术等营养介入技术具有高度侵袭性，也有一定的并发症风险[33]。术后早期经口喂食能缩短患者的住院时间[34]，然而，它对术前就存在营养不良的患者帮助有限。在一些外科领域，已证明营养不良的患者术前补充口服营养剂有望改善营养不良的手术患者的转归，能减少手术并发症，提高手术成功率[35-36]。术前补充口服营养剂在泌尿外科手术中的作用还在研究。

骨骼肌减少症是与营养不良相关的临床实体。骨骼肌减少症的标准类似于骨质疏松症，是指肌肉的质量比健康年轻参考群体的平均值低两个标准差[37]。据估计，70～80 岁的人群，有 20％～30％的人患有骨骼肌减少症[38]。从二十几岁到八十几岁，人会丢失几乎一半的肌肉质量[39]。肌肉丢失的原因常常是随着年龄的增长而缺乏身体活动以及合并疾病增多导致炎症介导的肌肉萎缩所致[37]。总的来说，骨骼肌减少症的存在往往预示着预后不良，并与术后发病率和病死率显著相关[40-41]。

虽然肌肉在质量与功能之间并非线性关系，但它们密切相关。肌肉功能的指数，比如步态速度和握力，能更好地预测生存和不良转归[42-44]。老年人肌肉质量丢失不仅对身体功能水平产生负性影响，而且影响到术后恢复所必需的心肺功能、葡萄糖代谢和氨基酸水平[37]。

健康年轻人肌肉与脂肪的比例约为 2∶1，但是，这一比例在老年人恰好相反[37]。因此，当肌肉的质量随着年龄的增长而减少，脂肪质量却随之增加。结果，随着年龄的增长，体重指数（BMI）虽然还保持相似，但机体组成成分却可能有很大不同。极端情况下，可能发生肌肉减少症性肥胖[45]。与这两种情况单独存在的患者相比，骨骼肌减少症和肥胖同时存在的患者会出现更高的并发症发病率和病死率[46]。

在老年患者中，即使没有骨骼肌减少症，肥胖也与患者明显的身体功能缺陷相关，并对生活质量产生负面影响[47]。无论任何年龄，肥胖使所有的手术患者面临并发症的风险[48]。虽然在计划好的手术开始前减肥可能使这些患者受益，但是必须关注这些老年患者的热量限制，以防必需营养素摄入不足而导致营养不良。

功能状态

全面评估老年患者的功能状态是至关重要的。功能状态往往会随着年龄增长而下降，从而使老年患者缺少从手术应激中恢复的生理储备和对并发症的代偿[5,7]。功能状态，包括所有身体和认知行为，是维护独立的日常生活能力（ADL）所必需的[5]。患者的整体功能状况通常是通过评估他们的日常生活能力和工具性日常生活能力而决定的[5]。日常生活能力差的患者，其术后发病率和病死率的风险相应增加[5,49]。Seymour 和 Pringle 证明，若患者无法自己离家一周至少两次，活动能力差，这种无能力状态与术后主要外科并发症的高风险独立相关[50]。功能状态也决定着手术后加强康复服务的需求[51]，包括出院时对护理设施的需求。缺乏独立完成日常活动的能力也是术后再入院的一个重要风险因素[49]。已证明，客观测量功能状态，如步行速度，能够预测老年患者的住院时间和出院状态[52]。

整体评估

最近，老年综合评估（comprehensive geriatric assement，CGA）已被证明是一个能预测老年患者围术期并发症的有用因素[53]。CGA 允许更多地从整体评估生理健康而不是依靠患者的实足年龄。它从功能状态、合并症、认知功能、心理状态、社会支持、营养状况和老年综合征等方面综合评估老年患者的状态[54]。因此，CGA 可以作为老年人大型手术过程耐受力的一个理想指标。外科手术前进行 CGA 可以帮助改善术后功能状态，减少医院和护理院住院时间，潜在地降低总体费用[55]。

术前风险评估

无论肿瘤还是非肿瘤背景的研究，都显示 CGA 是一个有价值的老年患者术前风险评估工具[5,55]。然而，美国麻醉医师协会（ASA）分级是用于评估手术风险最常见的分类系统，几乎送到手术室的每个患者都要进行 ASA 评分[56]。ASA 身体状况评分是一个预测接受前列腺切除术的老年患者病死率的很好指标[56]。虽然，ASA 分级是应用最广泛的术前风险评估系统，但它的预测能力并不完美。ASA 已和急症状态及过程风险结合用于开发手术病死率概率模型，来估计手术后 30 天任何原因导致的病死率[57]。在考虑手术风险的同时，还存在其他合并症的评分系统，包括 Charlson 合并症指数（CCI）和老年病学累积疾病评定量表（CIRS-G）[55]。CCI 已被广泛应用于泌尿外科肿瘤和非肿瘤手术文献[14,58-59]。然而 CCI 应用也是有限的，因为它并未把给定合并症的严重程度纳入考虑因素。CIRS-G 为身体疾病负荷评定等级，应该在 10 分钟之内完成[60-61]。老年癌症患者术前评估（PACE）是一个结合 CGA、疲劳程度、功能状态和麻醉师手术风险评估的综合外科评估工具[62]。制订 PACE 的团队认为应该把它常规用于老年癌症患者手术评估[62]。此外，任何时候为老年患者做手术评估，重要的是评估他们身体的薄弱环节[63-64]。如果薄弱环节被确认，它可能需要术前进行医学处理以达到优化[65]。

术前测试

术前测试的目的是评估一个已知疾病的严重程度和检测出尚未被怀疑的异常[66]。人们通常都会进行常规实验室检查，但几乎没有证据来支持这种做法[66]。大多数异常是通过病史和体格检查发现的，很少有因为异常发现而改变围术期处理的情况[67-68]。考虑到术前测试在美国每年花费（30～300）亿美元的医疗费用[69-70]，一些人主张：是否进行术前测试，应该不仅依据年龄，还要依据患者的具体情况和计划进行何种手术[71]。

对于心脏风险分级，运动耐受力是预测心血管术后并发症的一个强大而独立的指标[72]。坐在仰卧自行车上运动 2 分钟，无法使心率提高到每分钟 99 次以上则预示术后可能出现心脏和肺部并发症[73-74]。能够承受超过 4 倍代谢当量运动（如快步行走或打高尔夫球挥杆击球进洞）的患者，绝大多数心肺并发症的风险非常低，可能不需要术前心脏准备[75]。有几个心脏风险指数应用在非心脏手术分类，使用最广泛的是修订心脏风险指数[76-79]。老年患者通常做常规心电图（ECG），然而 ECG 对于检测现存 CAD 和预测术后心脏并发症的效果不佳[80-81]。无论如何，术前心电图可以为术后心脏事件提供一个基线比较。

整体健康状况差、大量吸烟史、慢性阻塞性肺疾病、哮喘、阻塞性睡眠呼吸暂停的患者，发生肺部并发症的风险极大[75,82]。采集动脉血气基础值对处理这些患者会有帮助。吸烟是一个强大的但可改进的风险因素。戒烟仅仅 48 小时后可获得呼吸功能的提高，然而要减少肺部并发症的发生需要戒烟 6～8 周以上[83]。医生应建议所有的患者戒烟，特别有膀胱癌病史的患者。除了已知的戒烟的种种好处，继续吸烟会增加膀胱癌复发和进展的风险[84-86]。患者往往意识不到吸烟与膀胱癌的关系[87]。不幸的是，泌尿外科医师在有针对性地劝阻患者戒烟方面做得并不好[88]。

老年人麻醉注意事项

与手术计划一样，老年患者的麻醉计划也往往比年轻些的患者更复杂。这种复杂性是由于患者共患病增多、服用多种药物、营养不良、较差的功能状态，还有年龄增长对生理功能产生的不利影响。老年人随年龄增长，心、肺、肾系统发生改变，为其制订麻醉方案时也必须考虑到此。

老年患者经常有心脏改变，包括对 β 肾上腺能调节剂的敏感性下降、钙调节改变、射血分数降低[89-90]。心脏储备受限导致全身麻醉诱导时较高的低血压风险[91]。随着年龄的增长最大心率也会下降，这会导致对低血容量、低血压或缺氧做出应答时心跳增快的能力减弱[4,91-92]。此外，许多老年手术患者有隐性 CAD，使得择期手术前心脏评价阈值降低[4]。舒张功能不全在老年人中也很普遍，如果严重可能需要动脉血压监控或术中经食管超声心动图监测[93]。

随着年龄增长的肺部变化包括肺组织弹性下降和呼吸肌功能减弱[91]。肺组织弹性下降会使患者在麻醉时出现小气道塌陷的风险，最终导致肺泡表面积下降、有效气体交换减少[91]。

肾功能和肾小球滤过率（GFR）也随着年龄增长而下降[94]。血清肌酐不能很好地反映肾小球滤过率（GFR），由于老年人产生肌酐的肌肉量减少，血肌酐常常高估他们的肾功能。确定给药剂量时，必须考虑到高估 GFR 的情况。许多经过肾排泄的药物，如泮库溴铵，可能需要避免用于老年患者。必须非常注意液体平衡以减少并发症，过多的静脉输液容易导致老年人机械通气延长[95]。随着年龄增长肾浓缩功能和渴感减退，这些使液体平衡管理变得更为复杂。这可能导致患者脱水和电解质异常[11]。

身体构成成分的变化也改变药物的分布、代谢与清除[4]。随着年龄增长，会出现体重减轻和总体水减少，而脂肪含量增加[96]。结果是，水溶性药物的分布容积减少，药物浓度相应增加；而脂溶性药物作用时间会延长。随着年龄的增长，肝代谢药物的能力降低，这导致药物的效果延长[97]。因此，必须适当调整麻醉药物，以适应随着年龄增长的药物代谢动力学和药效学变化。

麻醉方式的选择（全身或区域麻醉）应该根据不同的患者做不同的选择，应考虑到患者的手术入路和患者对各种形式麻醉的耐受力。区域麻醉被认为肺部并发症的发生率较低[4]。随着年龄增长气道反应下降，这可以部分解释全身麻醉患者更容易出现误吸。然而，全身麻醉和区域麻醉死亡率并没有差别[4]。最初人们所担心的麻醉后认知障碍与全身麻醉有关的说法也已被证明是没有根据的[4]。

术中注意事项

适当的体位和护垫对患者的安全非常重要，尤其对老年患者[99]。随着年龄增长，表皮与皮下组织的厚度通常会减少，从而增加了压疮的风险和神经压迫的可能性[100-101]。皮肤弹性降低，增加受伤的可能性，基本的原则是所有的受压点都应放置在软垫上[100]。这在装有人工关节的患者更为重要，因为这些区域的感觉和循环会发生改变。

与较年轻的患者相比，老年患者的机动性和柔韧性较差。80 岁和 80 岁以上老年人骨关节炎的患病率接近 50%[102]。对于骨质疏松的患者，摆体位和搬运都要特别小心，以降低医源性骨折的风险。常用的手术体位可能需要为老年患者进行一些改动。在手术开始前，手术团队、麻醉医师和护理人员应该在什么是最好的患者体位和护垫使用方法上达成一致。无论从医学或法学出发，都应该记录这些保护措施。

将老年患者摆放在 Trendelenburg 体位（头低脚高向右倾斜）时要十分小心，特别是大角度时。有证据表明，大角度的 Trendelenburg 体位可能增加眼内压，这会使青光眼患者有发生失明的风险[103]。Trendelenburg 体位也会减少通气和使心室充血，这会增加心肺并发症的可能性[104]。

手术入路

与开腹入路手术相比，腹腔镜手术对老年患者可能有一些优势[3]。腹腔镜手术具有患者整体康复快、镇痛药需求少、住院时间短、恢复饮食早等优点，老年患者受益颇大[105-106]。但与此相抵，某些腹腔镜手术可能需要更长的手术时间[107]。手术时间延长与老年患者的认知功能障碍[108]以及肺部并发症发生率升高有关[109]。此外，一些腹腔镜手术与开腹入路相比，术中并发症发生率也较高[106,109]。年龄本身并不意味着患者腹腔镜手术并发症的风险升高，但是当并发症确实发生时，老年患者对抗它们的能力不足[15]。然而，机器人辅助腹腔镜的使用可能会降低并发症的发生[110]。归根到底，手术入路的选择应该根据患者的个体情况以及外科医生的舒适程度。

降低术中并发症风险

泌尿系统手术的心血管并发症发生率至少是 2%[111]。10%～40% 的围术期死亡继发于心肌梗死[112]。围术期药物使用可降低心脏并发症的风险。预防性 β 肾上腺能阻断能减少心肌耗氧量，阻止术后过度的交感神经反应[113-114]。为了避免低血压、脑卒中和病死率的风险，可以使用低剂量的 β 受体阻滞剂，以后再调整剂量[115-116]。围术期也可以考虑使用他汀类药物，用来稳定冠状动脉斑块和减少炎症[117]。回顾性研究显示，使用他汀类药物可以减少 38%～59% 的病死率[118]，但最近的一次氟伐他汀与安慰剂的随机对照研究显示它们没有显著性统计学差异[112]。临床医生必须意识到，突然停用他汀类药物如手术后禁食，出现药物撤退状态，可能导致更糟糕的心血管效应[119]。有趣的是，最近的一份系统性的回顾表明，他汀类药物也可能减少腹部手术后胃肠道和感染性的并发症[120]。然而，在得出结论之前还需要前瞻性试验。

围术期继续服用阿司匹林和其他抗血小板药物可以显著减少心血管并发症[121]，但这个效果被出血风险的增加相抵。一般来说，放置心脏支架的患者应该继续服用阿司匹林，除非出血风险太大[122]。急性冠状动脉综合征患者服用阿司匹林进行一级预防，其围术期心脏并发症的风险低，通常可以在术前 1 周停用阿司匹林[122]。

一般建议血糖水平保持在约 110mg/dl 以避免围术期并发症[123]。对于一些使用胰岛素治疗的、有较高的低血糖风险患者，应适当调高血糖水平[124]。缩短术前禁食时间也可以减少低血糖风险[125]。手术前 2 小时服用含糖饮料可以提高胰岛素敏感性，保护结构蛋白质，改善患者的舒适度[126]。

　　围术期低体温是常发生在手术室里的情况，应避免其发生于老年患者[127]。低体温会降低心脏功能，延长麻醉恢复时间[128]。围术期低体温也与伤口愈合不良、感染增加以及术后不适有关[129]。老年患者也更难调节他们的身体温度[129]。低体温经常因为低环境温度和使用冰冷的静脉输液（特别是输注血液制品）所致[128]。可以通过充气加温法，使得这些影响降到最小[127]。

术后处理

　　最近，大家一直对设计一些客观方法以协助外科医生进行术后决策很感兴趣[130]。因为老年患者对麻醉药的反应有别于年轻些的患者，外科医生应与麻醉团队讨论老年患者术后进入或转出麻醉复苏室计划，即使手术过程很短、很顺利[131-132]。门诊手术后的出院标准已经存在几十年了[133]，但直到最近，为大手术寻找一个准确客观的术后评估工具才受到关注[130]。确定术后并发症的风险对于决定照护需求等级很有帮助[134]。与选择手术患者类似，年龄不是患者进入重症监护室的唯一决定因素[135-136]。计算术后并发症发病率和病死率的生理与手术严重程度评分（POSSUM）以及急性生理与慢性健康评估（APACHE Ⅱ）评分都以患者的生理功能为基础，是常用的术后风险预测指标。然而 POSSUM 和 APACHE Ⅱ 评分都是复杂的计算，不是很实用。外科 APGAR 评分是一个较简单的并发症预测指标，它使用三个术中测量值：最大心率、最低平均动脉压、估计出血量[134]。一个改进版的手术 APGAR 评分已经应用于根治性膀胱切除术患者[137]。提高这些风险评分预测能力的努力可能会专注于为具体的手术和具体的患者人群专门设计[138]。这些客观的指标对于风险患者，如老年人，可能会越来越重要。

　　最近，许多主要泌尿外科手术的术后临床照护路径越来越引起人们的兴趣[139-140]。临床路径提供了一个基本框架以优化照护，提高效果并更具成本效益。虽然这些临床路径可以应用于老年人群，但可能需要做一些修改[141]。

　　从手术的角度来看，只要药物是安全的，患者就可以重新开始其在家时的用药安排，尤其是那些服用神经或心脏药物的患者。例如，几个小时没有使用左旋多巴就可能导致帕金森病症状复发[142]。

　　肺部并发症是老年人术后病态的常见原因。术后肺功能残气量可以减少70％，并在术后 1 周内仍然受到抑制[4]。可以通过刺激性肺活量测定动作、咳嗽和深呼吸练习来改善肺扩张。术前对患者进行肺活量测定动作和咳嗽的训练，可能会提高这些措施的有效性[143]。

　　降低肺部并发症风险的另一个方法是早期下床活动，这可以促进通气和排除分泌物[144]。早期下床活动也能加速肠功能恢复，防止术后肠梗阻[145]。限制老年患者卧床静养以避免肌肉废用至关重要，这可能会使其丧失独立性并需要出院后护理服务[146]。

　　早期下床活动也降低了深静脉血栓形成（deep venous thrombosis，DVT）和肺栓塞（pulmonary embolism，PE）的风险[147]。除了使用持续挤压装置，预防 DVT 和 PE 的另一个重要方法是应用肝素进行药物预防，或为选定的患者使用低分子量肝素等药物[147]。遗憾的是，围术期患者药物预防的依从率不甚理想[148]。泌尿科医生应该关注美国泌尿外科协会有关静脉血栓栓塞预防的最佳实践声明，并遵照执行[149]。

　　传统观念上，术后要等到主观肠功能恢复才开始进食，这是由于外科医生害怕术后肠梗阻或吻合口裂开[150]。现在，这个观念已经受到挑战，大量研究表明了早期进食的好处，即使是对最近进行过肠吻合术的患者[150]。老年患者尤其应受益于早期进食营养素，以帮助其术后恢复。

　　老年患者更容易发生电解质和液体失衡，早期恢复经口进食也可以降低这种风险[151]。老年患者内环境稳定的维持是复杂的，伴随着一系列老龄的生理变化，如肾小球滤过率（GFR）下降、神经激素调节水和电解质的改变等，这些在围术期受到更大的应激[151]。老年患者的液体管理应在手术前就开始，要考虑缩短术前的禁食时间。有证据支持减少禁食时间可以改善转归而不增加麻醉风险[152]。不过这要事先与麻醉团队讨论。

　　对老年患者来说，术后疼痛是一个很重要的问题。随年龄增长，内源性镇痛系统的功能下降[153]。然而老年患者的疼痛通常处理不足，可能是因为临床医生低估了疼痛的危害以及害怕药物副作用。考虑到老年人的药物代谢和清除率下降，麻醉药和镇静剂应谨慎使用。然而疼痛处理不足不仅会引起患者不必要的痛苦，也会增加术后谵妄的风险[154]。患者自控镇痛技术已成功用于术后的老年人群，它能很好地控制疼痛，并将剂量调定于安全水平[155-156]。为了进一步减少阿片类药物的用量，可以使用硬膜外麻醉、对乙酰氨基酚和非甾体抗炎药（NSAID）等多种方式相结合的镇痛方法[157]。使用局部麻醉的患者自控硬膜外镇痛方法不仅可以实现有效的疼痛控制，还可以减少系统性阿片类药物的消耗，改善精神状态和促进肠蠕动[156]。

老年患者术后特殊注意事项

　　谵妄是老年人术后一种常见的并发症，却没有被足够重视。谵妄与病死率增加、功能下降、住院时间延长有关[158]。谵妄会增加住院总费用，增加了住院期间对护理的需求和出院时对疗养院床位的需求，从而增加了资源利用。最重要的是，谵妄与高病死率相关[158-159]。据估计，泌尿系统重大的腹部手术术后谵妄的发生率为 11%～21%[3]，然而医生和护士常常对此认识不足[160-161]。

　　预防谵妄应从停用一些不必要的药物开始，它们是引发谵妄最常见的医源性原因，常见的有镇静剂、麻醉药品、抗胆碱药[158]。应该完善疼痛控制、改善氧合及水电解质平衡[75]。需要的话，为患者提供眼镜和助听器，房间照明良好并有适当的感控装置。

术后谵妄的危险因素包括年龄、脱水、电解质异常、制动、术前痴呆[75]。对于存在高危因素患者，应考虑咨询老年医学专家。一份老年患者髋部骨折的随机研究表明，事先的会诊可以使谵妄的发生率从 50％ 下降至 32％[162]，谵妄的严重程度也下降了。如果谵妄发生，应避免束缚患者。此外，谵妄可能是感染或心肌梗死等的症状，应该排除这些因素[75]。

由于随着年龄增长而保护性口咽反射功能下降，老年患者有较高的误吸风险[98]。吞咽困难、痴呆、口腔卫生差以及多种合并症是吸入性肺炎的风险因素[163]。对高风险患者应采取预防措施以防误吸，特别是对那些伴有痴呆症或帕金森病等神经系统疾病的患者[129]。

跌倒是老年人另一个常见的问题，并可能导致随后的死亡风险[164-165]。跌倒的原因是两方面的：易跌倒与不安全的环境。随年龄增加，患者身体姿态改变、肌力下降，增加了跌倒的可能[166]。步态、视觉、平衡力、认知力和功能损害或下降都是其风险因素[166]。老年人跌倒的另一个风险因素是下尿路症状，特别是夜尿症和急迫性尿失禁[167]。使用抗胆碱药物也会增加跌倒的风险[168]。有跌倒病史的患者更有可能再次跌倒[166]。曾经跌倒过的老年人可能发展为跌倒后焦虑症，导致其自我限制下床和自我限制活动[169]。预防跌倒的基本措施是：筛查跌倒风险和患者离床护理帮助。

出院计划

对所有患者，应该在入院前就考虑其出院计划，特别是对老年患者。早期出院计划也有助于获得患者所需的资源，如急需的康复设施，这些通常是老年患者所需要的。尽快做这些安排，可使患者顺利出院，避免因寻找出院后的安置地而耽误出院。无论任何年龄，应该与患者讨论出院后的医嘱和医疗保健代理人等事项。

术前评估期所获取的患者疾病、功能状态和营养状态等方面的信息对于决定其出院后的去处非常重要。制订出院安置计划，还应结合患者的婚姻状况、居住条件、可用的照护人员等社会因素。最近的一份 Cochrane 综述表明，个体化的出院计划可降低老年患者的住院时间以及再住院风险[170]。

出院计划重点在于患者参与和患者教育[171]。手术前的门诊教育对那些术后感到疼痛或服用止痛药物时可能记不住这些信息的老年患者尤其有帮助[172]。

尿流改道的患者应该早些随访，让造口护理专家参加进来，可以提高护理效果、改善患者生活质量[173]。鼓励家庭成员和照护人员参加，因为许多患者不能独立做造口护理[174]。

现在，许多大手术如根治性膀胱切除术，倾向于减少住院时间，却增加使用亚急性照护设施以及家庭照护服务[175]。因此，老年患者出院后，对照护服务的需求增加。预测根治性膀胱切除术后患者需要家庭照护服务的因素有：高龄、术前低白蛋白、未婚状态、合并疾病等[176]。而高龄、术前运动耐受性差和住院时间长是膀胱切除术后需要进入康复机构的潜在因素[176]。

患者出院前，与他们的门诊老年医学专家或社区保健人员充分沟通是非常重要的，以确保治疗护理的平稳过渡。在经尿道前列腺切除术术后的最初几周，患者经常会与社区保健人员就后续治疗问题联系[177]。同样，尽管许多前列腺切除术后患者声称对出院时的教育和信息很满意，他们仍然要到社区卫生机构咨询[178]。对于服用多种药物的老年患者，从住院向门诊的过渡必须与他们的门诊医疗人员相协调，以减少用药错误和实验室监测错误[179]。老年患者，尤其是合并多种疾病的患者，尽可能让他们回到原来的社区医疗服务机构随访，这样可降低再住院的风险[180]。

结论

美国老年人口正持续增长。由于手术和麻醉方面的进步，几十年前对老年患者还不能做的手术，现在可以做了。显然，患者的实际年龄不应该成为手术的禁忌。针对老年手术患者，全面的术前评估是高质量的围术期处理的开始。围术期处理和出院计划的制订也应该是个体化的，以达到最好的治疗结果。

参考文献

1. Etzioni DA, Liu JH, Maggard MA, Ko CY. The aging population and its impact on the surgery workforce. Ann Surg. 2003;238:170–7.
2. Day JC. Population projections of the United States, by age, sex, race, and Hispanic origin: 1993 to 2050. US Bureau of the Census, Current Population Reports. 1993. p. 25–1104.
3. Schuckman AK, Stein JP, Skinner D. Surgical considerations for elderly urologic oncology patients. Urol Oncol. 2009;27:628–32.
4. Liu LL, Wiener-Kronish JP. Perioperative anesthesia issues in the elderly. Crit Care Clin. 2003;19:641–56.
5. Bettelli G. Preoperative evaluation in geriatric surgery: comorbidity, functional status and pharmacological history. Minerva Anestesiol. 2011;77:637–46.
6. Turrentine FE, Wang H, Simpson VB, Jones RS. Surgical risk factors, morbidity, and mortality in elderly patients. J Am Coll Surg. 2006;203:865–77.
7. Manku K, Bacchetti P, Leung JM. Prognostic significance of postoperative in-hospital complications in elderly patients I. Long-term survival. Anesth Analg. 2003;96:583–9.
8. Wilder RJ, Fishbein RH. The widening surgical frontier. Postgrad Med. 1961;29:548–51.
9. Hamel MB, Henderson WG, Khuri SF, Daley J. Surgical outcomes for patients aged 80 and older: morbidity and mortality from major noncardiac surgery. J Am Geriatr Soc. 2005;53:424–9.

10. Bentrem DJ, Cohen ME, Hynes DM, Ko CY, Bilimoria KY. Identification of specific quality improvement opportunities for the elderly undergoing gastrointestinal surgery. Arch Surg. 2009;144:1013–20.

11. Lubin M. Surgery in the elderly. In: Lubin M, editor. Medical management of the surgical patient. 4th ed. Cambridge: Cambridge University Press; 2006.

12. Brody JP, Persky VW. Epidemiology and demographics. In: Abrams WB, Berkow R, editors. The Merck manual of geriatrics. Rahway, NJ: Merck Sharp & Dohme; 1990.

13. Hennus PM, Kroeze SG, Bosch JL, Jans JJ. Impact of comorbidity on complications after nephrectomy: use of the Clavien Classification of Surgical Complications. BJU Int. 2012;110: 682-7.

14. Resorlu B, Diri A, Atmaca AF, et al. Can we avoid percutaneous nephrolithotomy in high-risk elderly patients using the Charlson comorbidity index? Urology. 2011;79(5):1042–7.

15. Matin SF, Abreu S, Ramani A, et al. Evaluation of age and comorbidity as risk factors after laparoscopic urological surgery. J Urol. 2003;170:1115–20.

16. Guzzo TJ, Drach GW. Major urologic problems in geriatrics: assessment and management. Med Clin North Am. 2011;95:253–64.

17. Barnett SR. Polypharmacy and perioperative medications in the elderly. Anesthesiol Clin. 2009;27:377–89.

18. Karl A, Rittler P, Buchner A, et al. Prospective assessment of malnutrition in urologic patients. Urology. 2009;73:1072–6.

19. Gregg JR, Cookson MS, Phillips S, et al. Effect of preoperative nutritional deficiency on mortality after radical cystectomy for bladder cancer. J Urol. 2011;185:90–6.

20. Rosenthal RA, Kavic SM. Assessment and management of the geriatric patient. Crit Care Med. 2004;32:S92–105.

21. Howard L, Ashley C. Nutrition in the perioperative patient. Annu Rev Nutr. 2003;23: 263–82.

22. Karl A, Staehler M, Bauer R, et al. Malnutrition and clinical outcome in urological patients. Eur J Med Res. 2011;16:469–72.

23. Morgan TM, Keegan KA, Barocas DA, et al. Predicting the probability of 90-day survival of elderly patients with bladder cancer treated with radical cystectomy. J Urol. 2011;186:829–34.

24. Gibbs J, Cull W, Henderson W, Daley J, Hur K, Khuri SF. Preoperative serum albumin level as a predictor of operative mortality and morbidity: results from the National VA Surgical Risk Study. Arch Surg. 1999;134:36–42.

25. Moskovitz DN, Kim YI. Does perioperative immunonutrition reduce postoperative complications in patients with gastrointestinal cancer undergoing operations? Nutr Rev. 2004;62:443–7.

26. Mullen JT, Davenport DL, Hutter MM, et al. Impact of body mass index on perioperative outcomes in patients undergoing major intra-abdominal cancer surgery. Ann Surg Oncol. 2008;15:2164–72.

27. McClave SA, Snider HL, Spain DA. Preoperative issues in clinical nutrition. Chest. 1999;115:64S–70S.

28. Li P, Yin YL, Li D, Kim SW, Wu G. Amino acids and immune function. Br J Nutr. 2007;98:237–52.

29. Chandra RK. Nutrition and immunology: from the clinic to cellular biology and back again. Proc Nutr Soc. 1999;58:681–3.

30. Lesourd BM. Nutrition and immunity in the elderly: modification of immune responses with nutritional treatments. Am J Clin Nutr. 1997;66:478S–84S.

31. Mohler JL, Flanigan RC. The effect of nutritional status and support on morbidity and mortality of bladder cancer patients treated by radical cystectomy. J Urol. 1987;137:404–7.

32. Barrass BJ, Thurairaja R, Collins JW, Gillatt D, Persad RA. Optimal nutrition should improve

the outcome and costs of radical cystectomy. Urol Int. 2006;77:139–42.

33. Maffezzini M, Campodonico F, Canepa G, Gerbi G, Parodi D. Current perioperative management of radical cystectomy with intestinal urinary reconstruction for muscle-invasive bladder cancer and reduction of the incidence of postoperative ileus. Surg Oncol. 2008;17:41–8.

34. Pruthi RS, Chun J, Richman M. Reducing time to oral diet and hospital discharge in patients undergoing radical cystectomy using a perioperative care plan. Urology. 2003;62:661–5; discussion 65–6.

35. Baldwin C, Spiro A, Ahern R, Emery PW. Oral nutritional interventions in malnourished patients with cancer: a systematic review and meta-analysis. J Natl Cancer Inst. 2012; 104:371–85.

36. Braga M, Gianotti L, Nespoli L, Radaelli G, Di Carlo V. Nutritional approach in malnourished surgical patients: a prospective randomized study. Arch Surg. 2002;137:174–80.

37. Visser M. Towards a definition of sarcopenia–results from epidemiologic studies. J Nutr Health Aging. 2009;13:713–6.

38. Newman AB, Kupelian V, Visser M, et al. Sarcopenia: alternative definitions and associations with lower extremity function. J Am Geriatr Soc. 2003;51:1602–9.

39. Tzankoff SP, Norris AH. Longitudinal changes in basal metabolism in man. J Appl Physiol. 1978;45:536–9.

40. Visser M, van Venrooij LM, Vulperhorst L, et al. Sarcopenic obesity is associated with adverse clinical outcome after cardiac surgery. Nutr Metab Cardiovasc Dis. 2012 Mar 6. [Epub ahead of print].

41. Prado CM, Lieffers JR, McCargar LJ, et al. Prevalence and clinical implications of sarcopenic obesity in patients with solid tumours of the respiratory and gastrointestinal tracts: a population-based study. Lancet Oncol. 2008;9:629–35.

42. Goodpaster BH, Park SW, Harris TB, et al. The loss of skeletal muscle strength, mass, and quality in older adults: the health, aging and body composition study. J Gerontol A Biol Sci Med Sci. 2006;61:1059–64.

43. Newman AB, Kupelian V, Visser M, et al. Strength, but not muscle mass, is associated with mortality in the health, aging and body composition study cohort. J Gerontol A Biol Sci Med Sci. 2006;61:72–7.

44. Studenski S, Perera S, Patel K, et al. Gait speed and survival in older adults. JAMA. 2011;305:50–8.

45. Cohn SH, Vartsky D, Yasumura S, et al. Compartmental body composition based on total-body nitrogen, potassium, and calcium. Am J Physiol. 1980;239:E524–30.

46. Zamboni M, Mazzali G, Fantin F, Rossi A, Di Francesco V. Sarcopenic obesity: a new category of obesity in the elderly. Nutr Metab Cardiovasc Dis. 2008;18:88–95.

47. Jensen GL, Hsiao PY. Obesity in older adults: relationship to functional limitation. Curr Opin Clin Nutr Metab Care. 2010;13:46–51.

48. Bamgbade OA, Rutter TW, Nafiu OO, Dorje P. Postoperative complications in obese and nonobese patients. World J Surg. 2007;31:556–60; discussion 61.

49. Manton KG. A longitudinal study of functional change and mortality in the United States. J Gerontol. 1988;43:S153–61.

50. Seymour DG, Pringle R. Post-operative complications in the elderly surgical patient. Gerontology. 1983;29:262–70.

51. Stefan M, Iglesia Lino L, Fernandez G. Medical consultation and best practices for preoperative evaluation of elderly patients. Hosp Pract (Minneap). 2011;39:41–51.

52. Ostir GV, Berges I, Kuo YF, Goodwin JS, Ottenbacher KJ, Guralnik JM. Assessing gait speed in acutely ill older patients admitted to an acute care for elders hospital unit. Arch Intern Med. 2012;172:353–8.

53. Kristjansson SR, Nesbakken A, Jordhoy MS, et al. Comprehensive geriatric assessment can predict complications in elderly patients after elective surgery for colorectal cancer: a prospective observational cohort study. Crit Rev Oncol Hematol. 2010;76:208–17.

54. Mohile SG, Bylow K, Dale W, et al. A pilot study of the vulnerable elders survey-13 compared with the comprehensive geriatric assessment for identifying disability in older patients with prostate cancer who receive androgen ablation. Cancer. 2007;109:802–10.

55. Pasetto LM, Lise M, Monfardini S. Preoperative assessment of elderly cancer patients. Crit Rev Oncol Hematol. 2007;64:10–8.

56. Froehner M, Hentschel C, Koch R, Litz RJ, Hakenberg OW, Wirth MP. Which comorbidity classification best fits elderly candidates for radical prostatectomy? Urol Oncol. 2011 Apr 15. [Epub ahead of print].

57. Glance LG, Lustik SJ, Hannan EL, et al. The surgical mortality probability model: derivation and validation of a simple risk prediction rule for noncardiac surgery. Ann Surg. 2012;255:696–702.

58. Froehner M, Koch R, Litz RJ, et al. Detailed analysis of Charlson comorbidity score as predictor of mortality after radical prostatectomy. Urology. 2008;72:1252–7.

59. Guzzo TJ, Dluzniewski P, Orosco R, Platz EA, Partin AW, Han M. Prediction of mortality after radical prostatectomy by Charlson comorbidity index. Urology. 2010;76:553–7.

60. Salvi F, Miller MD, Grilli A, et al. A manual of guidelines to score the modified cumulative illness rating scale and its validation in acute hospitalized elderly patients. J Am Geriatr Soc. 2008;56:926–31.

61. Fortin M, Steenbakkers K, Hudon C, Poitras ME, Almirall J, van den Akker M. The electronic Cumulative Illness Rating Scale: a reliable and valid tool to assess multi-morbidity in primary care. J Eval Clin Pract. 2011;17:1089–93.

62. Audisio RA, Pope D, Ramesh HS, et al. Shall we operate? Preoperative assessment in elderly cancer patients (PACE) can help. A SIOG surgical task force prospective study. Crit Rev Oncol Hematol. 2008;65:156–63.

63. Makary MA, Segev DL, Pronovost PJ, et al. Frailty as a predictor of surgical outcomes in older patients. J Am Coll Surg. 2010;210:901–8.

64. Chikwe J, Adams DH. Frailty: the missing element in predicting operative mortality. Semin Thorac Cardiovasc Surg. 2010;22:109–10.

65. Tan KY, Kawamura YJ, Tokomitsu A, Tang T. Assessment for frailty is useful for predicting morbidity in elderly patients undergoing colorectal cancer resection whose comorbidities are already optimized. Am J Surg. 2012;204: 139-43.

66. Woolger JM. Preoperative testing and medication management. Clin Geriatr Med. 2008;24:573–83, vii.

67. Marcello PW, Roberts PL. "Routine" preoperative studies. Which studies in which patients? Surg Clin North Am. 1996;76:11–23.

68. Velanovich V. Preoperative laboratory evaluation. J Am Coll Surg. 1996;183:79–87.

69. Fischer SP. Cost-effective preoperative evaluation and testing. Chest. 1999;115:96S–100S.

70. Johnstone RE, Martinec CL. Costs of anesthesia. Anesth Analg. 1993;76:840–8.

71. Dzankic S, Pastor D, Gonzalez C, Leung JM. The prevalence and predictive value of abnormal preoperative laboratory tests in elderly surgical patients. Anesth Analg. 2001;93:301–8.

72. Reilly DF, McNeely MJ, Doerner D, et al. Self-reported exercise tolerance and the risk of serious perioperative complications. Arch Intern Med. 1999;159:2185–92.

73. Gerson MC, Hurst JM, Hertzberg VS, et al. Cardiac prognosis in noncardiac geriatric surgery. Ann Intern Med. 1985;103:832–7.

74. Gerson MC, Hurst JM, Hertzberg VS, Baughman R, Rouan GW, Ellis K. Prediction of cardiac and pulmonary complications related to elective abdominal and noncardiac thoracic surgery in geriatric patients. Am J Med. 1990;88:101–7.

75. Michota FA, Frost SD. Perioperative management of the hospitalized patient. Med Clin North

Am. 2002;86:731–48.

76. Goldman L, Caldera DL, Nussbaum SR, et al. Multifactorial index of cardiac risk in noncardiac surgical procedures. N Engl J Med. 1977;297:845–50.
77. Detsky AS, Abrams HB, Forbath N, Scott JG, Hilliard JR. Cardiac assessment for patients undergoing noncardiac surgery. A multifactorial clinical risk index. Arch Intern Med. 1986;146:2131–4.
78. Lee TH, Marcantonio ER, Mangione CM, et al. Derivation and prospective validation of a simple index for prediction of cardiac risk of major noncardiac surgery. Circulation. 1999;100:1043–9.
79. Boersma E, Kertai MD, Schouten O, et al. Perioperative cardiovascular mortality in noncardiac surgery: validation of the Lee cardiac risk index. Am J Med. 2005;118:1134–41.
80. Sox Jr HC, Garber AM, Littenberg B. The resting electrocardiogram as a screening test. A clinical analysis. Ann Intern Med. 1989;111:489–502.
81. Seymour DG, Pringle R, MacLennan WJ. The role of the routine pre-operative electrocardiogram in the elderly surgical patient. Age Ageing. 1983;12:97–104.
82. Zaugg M, Lucchinetti E. Respiratory function in the elderly. Anesthesiol Clin North Am. 2000;18:47–58, vi.
83. Warner MA, Offord KP, Warner ME, Lennon RL, Conover MA, Jansson-Schumacher U. Role of preoperative cessation of smoking and other factors in postoperative pulmonary complications: a blinded prospective study of coronary artery bypass patients. Mayo Clin Proc. 1989;64:609–16.
84. Fleshner N, Garland J, Moadel A, et al. Influence of smoking status on the disease-related outcomes of patients with tobacco-associated superficial transitional cell carcinoma of the bladder. Cancer. 1999;86:2337–45.
85. Chen CH, Shun CT, Huang KH, et al. Stopping smoking might reduce tumour recurrence in nonmuscle-invasive bladder cancer. BJU Int. 2007;100:281–6; discussion 86.
86. Brennan P, Bogillot O, Cordier S, et al. Cigarette smoking and bladder cancer in men: a pooled analysis of 11 case–control studies. Int J Cancer. 2000;86:289–94.
87. Guzzo TJ, Hockenberry MS, Mucksavage P, Bivalacqua TJ, Schoenberg MP. Smoking knowledge assessment and cessation trends in patients with bladder cancer presenting to a tertiary referral center. Urology. 2012;79:166–71.
88. Bjurlin MA, Goble SM, Hollowell CM. Smoking cessation assistance for patients with bladder cancer: a national survey of American urologists. J Urol. 2010;184:1901–6.
89. Jugdutt BI. Heart failure in the elderly: advances and challenges. Expert Rev Cardiovasc Ther. 2010;8:695–715.
90. Priebe HJ. The aged cardiovascular risk patient. Br J Anaesth. 2000;85:763–78.
91. Deiner S, Silverstein JH. Anesthesia for geriatric patients. Minerva Anestesiol. 2011;77:180–9.
92. Rooke GA. Autonomic and cardiovascular function in the geriatric patient. Anesthesiol Clin North America. 2000;18:31–46, v–vi.
93. Sanders D, Dudley M, Groban L. Diastolic dysfunction, cardiovascular aging, and the anesthesiologist. Anesthesiol Clin. 2009;27:497–517.
94. Brown WW, Davis BB, Spry LA, Wongsurawat N, Malone JD, Domoto DT. Aging and the kidney. Arch Intern Med. 1986;146:1790–6.
95. Epstein CD, Peerless JR. Weaning readiness and fluid balance in older critically ill surgical patients. Am J Crit Care. 2006;15:54–64.
96. Cohn SH, Gartenhaus W, Sawitsky A, et al. Compartmental body composition of cancer patients by measurement of total body nitrogen, potassium, and water. Metabolism. 1981;30:222–9.
97. McLachlan AJ, Pont LG. Drug metabolism in older people–a key consideration in achieving optimal outcomes with medicines. J Gerontol A Biol Sci Med Sci. 2012;67:175–80.

98. Erskine RJ, Murphy PJ, Langton JA, Smith G. Effect of age on the sensitivity of upper airway reflexes. Br J Anaesth. 1993;70:574–5.

99. Akhavan A, Gainsburg DM, Stock JA. Complications associated with patient positioning in urologic surgery. Urology. 2010;76:1309–16.

100. Schultz A. Predicting and preventing pressure ulcers in surgical patients. AORN J. 2005;81: 986–1006; quiz 09–12.

101. Warner MA. Perioperative neuropathies. Mayo Clin Proc. 1998;73:567–74.

102. Felson DT, Naimark A, Anderson J, Kazis L, Castelli W, Meenan RF. The prevalence of knee osteoarthritis in the elderly. The Framingham Osteoarthritis Study. Arthritis Rheum. 1987;30:914–8.

103. Molloy BL. Implications for postoperative visual loss: steep trendelenburg position and effects on intraocular pressure. AANA J. 2011;79:115–21.

104. Gainsburg DM. Anesthetic concerns for robotic-assisted laparoscopic radical prostatectomy. Minerva Anestesiol. 2012;78(5):596–604.

105. Gill IS, Kavoussi LR, Lane BR, et al. Comparison of 1,800 laparoscopic and open partial nephrectomies for single renal tumors. J Urol. 2007;178:41–6.

106. Gong EM, Orvieto MA, Zorn KC, Lucioni A, Steinberg GD, Shalhav AL. Comparison of laparoscopic and open partial nephrectomy in clinical T1a renal tumors. J Endourol. 2008;22:953–7.

107. Lotan Y, Cadeddu JA. A cost comparison of nephron-sparing surgical techniques for renal tumour. BJU Int. 2005;95:1039–42.

108. Marcantonio ER, Goldman L, Orav EJ, Cook EF, Lee TH. The association of intraoperative factors with the development of postoperative delirium. Am J Med. 1998;105:380–4.

109. Ramani AP, Desai MM, Steinberg AP, et al. Complications of laparoscopic partial nephrectomy in 200 cases. J Urol. 2005;173:42–7.

110. Ng CK, Kauffman EC, Lee MM, et al. A comparison of postoperative complications in open versus robotic cystectomy. Eur Urol. 2010;57:274–81.

111. Eagle KA, Rihal CS, Mickel MC, Holmes DR, Foster ED, Gersh BJ. Cardiac risk of noncardiac surgery: influence of coronary disease and type of surgery in 3368 operations. CASS Investigators and University of Michigan Heart Care Program. Coronary Artery Surgery Study. Circulation. 1997;96:1882–7.

112. Dunkelgrun M, Boersma E, Schouten O, et al. Bisoprolol and fluvastatin for the reduction of perioperative cardiac mortality and myocardial infarction in intermediate-risk patients undergoing noncardiovascular surgery: a randomized controlled trial (DECREASE-IV). Ann Surg. 2009;249:921–6.

113. Mangano DT, Wong MG, London MJ, Tubau JF, Rapp JA. Perioperative myocardial ischemia in patients undergoing noncardiac surgery–II: incidence and severity during the 1st week after surgery. The Study of Perioperative Ischemia (SPI) Research Group. J Am Coll Cardiol. 1991;17:851–7.

114. Mangano DT, Hollenberg M, Fegert G, et al. Perioperative myocardial ischemia in patients undergoing noncardiac surgery–I: incidence and severity during the 4 day perioperative period. The Study of Perioperative Ischemia (SPI) Research Group. J Am Coll Cardiol. 1991;17:843–50.

115. Poldermans D, Boersma E, Bax JJ, et al. The effect of bisoprolol on perioperative mortality and myocardial infarction in high-risk patients undergoing vascular surgery. Dutch Echocardiographic Cardiac Risk Evaluation Applying Stress Echocardiography Study Group. N Engl J Med. 1999;341:1789–94.

116. Devereaux PJ, Yang H, Yusuf S, et al. Effects of extended-release metoprolol succinate in patients undergoing non-cardiac surgery (POISE trial): a randomised controlled trial. Lancet. 2008;371:1839–47.

117. Davignon J. Beneficial cardiovascular pleiotropic effects of statins. Circulation. 2004;109:III39–43.
118. Hindler K, Shaw AD, Samuels J, Fulton S, Collard CD, Riedel B. Improved postoperative outcomes associated with preoperative statin therapy. Anesthesiology. 2006;105:1260–72; quiz 89–90.
119. Spencer FA, Fonarow GC, Frederick PD, et al. Early withdrawal of statin therapy in patients with non-ST-segment elevation myocardial infarction: national registry of myocardial infarction. Arch Intern Med. 2004;164:2162–8.
120. Singh PP, Srinivasa S, Lemanu DP, Maccormick AD, Hill AG. Statins in abdominal surgery: a systematic review. J Am Coll Surg. 2012;214:356–66.
121. Patrono C, Garcia Rodriguez LA, Landolfi R, Baigent C. Low-dose aspirin for the prevention of atherothrombosis. N Engl J Med. 2005;353:2373–83.
122. Vinik R, Yarbrough P. Perioperative management of cardiac issues in the patient undergoing genitourinary surgery. AUA update series. 2010. Volume 29, Lesson 1.
123. Noordzij PG, Boersma E, Schreiner F, et al. Increased preoperative glucose levels are associated with perioperative mortality in patients undergoing noncardiac, nonvascular surgery. Eur J Endocrinol. 2007;156:137–42.
124. Maynard G, O'Malley CW, Kirsh SR. Perioperative care of the geriatric patient with diabetes or hyperglycemia. Clin Geriatr Med. 2008;24:649–65, viii.
125. Hong M, Yoon H. [Influence of pre-operative fasting time on blood glucose in older patients]. J Korean Acad Nurs. 2011;41:157–64.
126. Kratzing C. Pre-operative nutrition and carbohydrate loading. Proc Nutr Soc. 2011; 70:311–5.
127. Torossian A. Thermal management during anaesthesia and thermoregulation standards for the prevention of inadvertent perioperative hypothermia. Best Pract Res Clin Anaesthesiol. 2008;22:659–68.
128. Kurz A. Thermal care in the perioperative period. Best Pract Res Clin Anaesthesiol. 2008; 22:39–62.
129. Sieber FE, Barnett SR. Preventing postoperative complications in the elderly. Anesthesiol Clin. 2011;29:83–97.
130. Gawande AA, Regenbogen SE. Critical need for objective assessment of postsurgical patients. Anesthesiology. 2011;114:1269–70.
131. Awad IT, Chung F. Factors affecting recovery and discharge following ambulatory surgery. Can J Anaesth. 2006;53:858–72.
132. Fredman B, Sheffer O, Zohar E, et al. Fast-track eligibility of geriatric patients undergoing short urologic surgery procedures. Anesth Analg. 2002;94:560–4.
133. Chung F. Discharge criteria–a new trend. Can J Anaesth. 1995;42:1056–8.
134. Regenbogen SE, Ehrenfeld JM, Lipsitz SR, Greenberg CC, Hutter MM, Gawande AA. Utility of the surgical apgar score: validation in 4119 patients. Arch Surg. 2009;144:30–6; discussion 37.
135. Pisani MA. Considerations in caring for the critically ill older patient. J Intensive Care Med. 2009;24:83–95.
136. Marik PE. Management of the critically ill geriatric patient. Crit Care Med. 2006; 34:S176–82.
137. Prasad SM, Ferreria M, Berry AM, et al. Surgical apgar outcome score: perioperative risk assessment for radical cystectomy. J Urol. 2009;181:1046–52; discussion 52–3.
138. Kwok AC, Lipsitz SR, Bader AM, Gawande AA. Are targeted preoperative risk prediction tools more powerful? A test of models for emergency colon surgery in the very elderly. J Am Coll Surg. 2011;213:220–5.

139. Kaufman MR, Baumgartner RG, Anderson LW, et al. The evidence-based pathway for peri-operative management of open and robotically assisted laparoscopic radical prostatectomy. BJU Int. 2007;99:1103–8.
140. Chang SS, Cole E, Smith Jr JA, Baumgartner R, Wells N, Cookson MS. Safely reducing length of stay after open radical retropubic prostatectomy under the guidance of a clinical care pathway. Cancer. 2005;104:747–51.
141. Koch MO, Smith Jr JA. Influence of patient age and co-morbidity on outcome of a collaborative care pathway after radical prostatectomy and cystoprostatectomy. J Urol. 1996; 155:1681–4.
142. Stagg P, Grice T. Nasogastric medication for perioperative Parkinson's rigidity during anaesthesia emergence. Anaesth Intensive Care. 2011;39:1128–30.
143. Ong J, Miller PS, Appleby R, Allegretto R, Gawlinski A. Effect of a preoperative instructional digital video disc on patient knowledge and preparedness for engaging in postoperative care activities. Nurs Clin North Am. 2009;44:103–15, xii.
144. Browning L, Denehy L, Scholes RL. The quantity of early upright mobilisation performed following upper abdominal surgery is low: an observational study. Aust J Physiother. 2007;53:47–52.
145. Sindell S, Causey MW, Bradley T, Poss M, Moonka R, Thirlby R. Expediting return of bowel function after colorectal surgery. Am J Surg. 2012;203(5):644–8.
146. Killewich LA. Strategies to minimize postoperative deconditioning in elderly surgical patients. J Am Coll Surg. 2006;203:735–45.
147. Gould MK, Garcia DA, Wren SM, et al. Prevention of VTE in nonorthopedic surgical patients: Antithrombotic Therapy and Prevention of Thrombosis, 9th ed: American College of Chest Physicians Evidence-Based Clinical Practice Guidelines. Chest. 2012;141: e227S–77S.
148. Stratton MA, Anderson FA, Bussey HI, et al. Prevention of venous thromboembolism: adherence to the 1995 American College of Chest Physicians consensus guidelines for surgical patients. Arch Intern Med. 2000;160:334–40.
149. Forrest JB, Clemens JQ, Finamore P, et al. AUA Best Practice Statement for the prevention of deep vein thrombosis in patients undergoing urologic surgery. J Urol. 2009;181:1170–7.
150. Warren J, Bhalla V, Cresci G. Postoperative diet advancement: surgical dogma vs evidence-based medicine. Nutr Clin Pract. 2011;26:115–25.
151. Luckey AE, Parsa CJ. Fluid and electrolytes in the aged. Arch Surg. 2003;138:1055–60.
152. Brady M, Kinn S, Stuart P. Preoperative fasting for adults to prevent perioperative complications. Cochrane Database Syst Rev. 2003:CD004423.
153. Washington LL, Gibson SJ, Helme RD. Age-related differences in the endogenous analgesic response to repeated cold water immersion in human volunteers. Pain. 2000;89:89–96.
154. Lynch EP, Lazor MA, Gellis JE, Orav J, Goldman L, Marcantonio ER. The impact of postoperative pain on the development of postoperative delirium. Anesth Analg. 1998;86:781–5.
155. Mercadante S. Intravenous patient-controlled analgesia and management of pain in post-surgical elderly with cancer. Surg Oncol. 2010;19:173–7.
156. Mann C, Pouzeratte Y, Boccara G, et al. Comparison of intravenous or epidural patient-controlled analgesia in the elderly after major abdominal surgery. Anesthesiology. 2000;92:433–41.
157. Aubrun F, Marmion F. The elderly patient and postoperative pain treatment. Best Pract Res Clin Anaesthesiol. 2007;21:109–27.
158. Parikh SS, Chung F. Postoperative delirium in the elderly. Anesth Analg. 1995;80:1223–32.
159. Cole MG, Primeau FJ. Prognosis of delirium in elderly hospital patients. CMAJ. 1993;149:41–6.
160. Inouye SK. Delirium in older persons. N Engl J Med. 2006;354:1157–65.
161. Franco K, Litaker D, Locala J, Bronson D. The cost of delirium in the surgical patient.

Psychosomatics. 2001;42:68–73.

162. Marcantonio ER, Flacker JM, Wright RJ, Resnick NM. Reducing delirium after hip fracture: a randomized trial. J Am Geriatr Soc. 2001;49:516–22.

163. Sue Eisenstadt E. Dysphagia and aspiration pneumonia in older adults. J Am Acad Nurse Pract. 2010;22:17–22.

164. Sylliaas H, Idland G, Sandvik L, Forsen L, Bergland A. Does mortality of the aged increase with the number of falls? Results from a nine-year follow-up study. Eur J Epidemiol. 2009;24:351–5.

165. Alamgir H, Muazzam S, Nasrullah M. Unintentional falls mortality among elderly in the United States: time for action. Injury. 2012 Jan 18. [Epub ahead of print].

166. Bradley SM. Falls in older adults. Mt Sinai J Med. 2011;78:590–5.

167. Parsons JK, Mougey J, Lambert L, et al. Lower urinary tract symptoms increase the risk of falls in older men. BJU Int. 2009;104:63–8.

168. Berdot S, Bertrand M, Dartigues JF, et al. Inappropriate medication use and risk of falls–a prospective study in a large community-dwelling elderly cohort. BMC Geriatr. 2009;9:30.

169. Rubenstein LZ, Josephson KR. Falls and their prevention in elderly people: what does the evidence show? Med Clin North Am. 2006;90:807–24.

170. Shepperd S, McClaran J, Phillips CO, et al. Discharge planning from hospital to home. Cochrane Database Syst Rev. 2010:CD000313.

171. Carroll A, Dowling M. Discharge planning: communication, education and patient participation. Br J Nurs. 2007;16:882–6.

172. Merriman ML. Pre-hospital discharge planning: empowering elderly patients through choice. Crit Care Nurs Q. 2008;31:52–8.

173. O'Connor G. Discharge planning in rehabilitation following surgery for a stoma. Br J Nurs. 2003;12:800–7.

174. Tal R, Cohen MM, Yossepowitch O, et al. An ileal conduit-who takes care of the stoma? J Urol. 2012;187:1707–12.

175. Taub DA, Dunn RL, Miller DC, Wei JT, Hollenbeck BK. Discharge practice patterns following cystectomy for bladder cancer: evidence for the shifting of the burden of care. J Urol. 2006;176:2612–7; discussion 17–8.

176. Aghazadeh MA, Barocas DA, Salem S, et al. Determining factors for hospital discharge status after radical cystectomy in a large contemporary cohort. J Urol. 2011;185:85–9.

177. Mogensen K, Jacobsen JD. The load on family and primary healthcare in the first six weeks after transurethral resection of the prostate. Scand J Urol Nephrol. 2008;42:132–6.

178. Davison BJ, Moore KN, MacMillan H, Bisaillon A, Wiens K. Patient evaluation of a discharge program following a radical prostatectomy. Urol Nurs. 2004;24:483–9.

179. Moore C, Wisnivesky J, Williams S, McGinn T. Medical errors related to discontinuity of care from an inpatient to an outpatient setting. J Gen Intern Med. 2003;18:646–51.

180. Misky GJ, Wald HL, Coleman EA. Post-hospitalization transitions: examining the effects of timing of primary care provider follow-up. J Hosp Med. 2010;5:392–7.

第6章 老年患者常见并发症

Andrew M. Harris，Thomas J. Guzzo

（王新君 译 方 林 校）

引言

　　随着医学的不断进步及人类寿命的延长，越来越多的老年患者需要手术治疗。其中增长最快的年龄群体是 85 岁以上老年人[1]。据统计，到 2025 年 65 岁及 65 岁以上的老年人患者将达到总人口的 20%[2]。这些人中一半以上将接受大手术，其中大多数年龄在 50 岁以后[2]。老年患者易合并心血管病、糖尿病或其他健康问题，很多择期手术因此取消。与年龄较小的患者相比，他们就诊时的病情更急、更重，需急诊处理的情况更多，病死率也更高[1-2]。

　　老年患者的手术风险明显增高，对于 70 岁以上的患者，年龄每增加 1 岁，其术后 30 日内病死率将增加近 1%[3]。美国麻醉医师协会（ASA）评分升高和白蛋白降低会增加患者术后并发症的发病率及病死率。国家外科质量改进项目研究表明，80 岁以上患者的术后 30 日内病死率为 8%，并发症发生率为 20%。另一项研究表明，70 岁以上的患者术后 5 天内并发症发生率为 20%，而术后 30 日内病死率达 6%。这项研究也发现，许多老年患者可能出现一种以上的并发症，每 100 个患者可能出现 31 种并发症[3]。这些并发症的发生率影响患者的发病率和病死率。并发症的预防比治疗更重要。对于储备功能减少的老年患者，并发症一旦发生，及时的诊治对避免进一步的损害至关重要。老年患者常见的严重并发症包括深静脉血栓形成、功能丧失、谵妄、不能活动、术后认知功能障碍、泌尿道感染、跌倒和虚弱状态（一个比较新的概念）。

深静脉血栓形成

　　与较年轻的患者相比，老年患者发生肺静脉血栓的风险增加，且发病率和病死率也增加，确切的病因尚不明确[4]。要理解老年群体风险增加的原因，很重要的一点是了解静脉血栓栓塞的主要促进因素，这包括静脉血流缓慢、高凝状态、内膜损伤，合称为 Virchow 三联征。根据最近的研究，肺栓塞最常见的风险因素是长时间不活动[4]。老年患者，特别是虚弱（见下述）的患者，在术后大多很少活动，因而患这类疾病的风险增加。心力衰竭的患者，血栓栓塞形成的风险也增加[4]，且老年人更容易患有心力衰竭[5]。麻醉导致静脉扩张进而静脉血流缓慢，因而麻醉成为血栓栓塞的一个风险因素[4]。

老年患者下肢静脉的纤溶活性较上肢静脉低，因此下肢深静脉血栓更易形成[4]，老年人的纤维蛋白原和促凝血因子也高于较年轻的人群[4]。以上这些因素使老年人成为静脉血栓栓塞的高发人群。

深静脉血栓形成最严重的并发症是肺栓塞，老年患者中更易发生[4]。65～69岁患者肺栓塞的发病率是 1.8%，而 85～89 岁的患者发病率增至 3.1%。80 岁的老年人发生肺栓塞的发病率约为 20 岁年轻人的 200 倍[4]。肺栓塞不但更易在老年人中发生，且患病率和病死率也明显升高。老年人死于肺栓塞的概率是总体人群的 6 倍。临床医师必须时刻谨记的是，患者术后有发生肺栓塞的可能。患者若出现呼吸困难、心动过速、呼吸急促或胸痛，则必须立即排除肺栓塞可能。

双功能超声检查是评估深静脉血栓最常用的检查，特别是对下肢深静脉血栓的诊断有很高的准确率。即使无相关症状，超声检查仍是非常特异的测试方法。磁共振成像与双功能超声检查一样，对深静脉血栓的诊断具有很高的敏感性和特异性，但与静脉多普勒相比，其操作更为困难，价格也更为昂贵[4]。静脉造影仍是深静脉血栓诊断的金标准，但目前已不常规使用。对深静脉血栓的最好治疗是预防。深静脉血栓的预防措施包括应用小剂量肝素或低分子量肝素等[4]。

功能丧失/不活动

相对于较年轻的患者，老年患者在术后活动方面要面临许多障碍，如关节炎、肌肉骨骼问题及易感到乏力[2]。长期卧床可引起多个器官系统的病理生理改变和并发症[2]。长期不活动，则皮肤可因压迫而出现压疮，压疮与病死率增高相关[2]。不活动的患者，由于骨重吸收，骨质疏松的进展加快，骨折风险增加。不活动也增加了深静脉血栓栓塞、肺炎、误吸和肺不张的发生率[2]。

不活动可能导致心脏功能的改变，表现为低血压和卒中[2]，也可影响消化功能，引起食欲减退和脱水，这将进一步加重便秘，甚至引起粪便嵌塞。不活动也影响认知功能，导致抑郁、感知异常、孤独感等[2]。许多并发症都可以通过早期活动来预防，而这需要包括护士、物理治疗师、家庭成员、职业治疗师、医师和患者的共同协作和努力。

与年龄增长相关的精神障碍

谵妄

术后谵妄，定义为语无伦次，定向力、注意力改变，情绪不稳定和短期的记忆力障碍。谵妄可导致住院时间延长、费用增加、患病率及死亡率的增加、功能恢复延迟[1-2,6-7]。术后谵妄每年需消耗 40 亿美元的医疗费用[6]。老年患者术后约 20% 可能出现谵妄[2]，谵妄往往在手术当晚和术后第一天发生，发病高峰在术后 2～7 天[1,6]。术后谵妄多可恢复。

术后谵妄有多种风险因素，包括年龄、术前认知功能、ASA 分期大于 II 级、药物相互作用、术后停药、戒酒、失眠、抑郁、痴呆、焦虑、视力和听力减退及身体缺陷[1-2,6]。

手术的情况也与术后谵妄的发生率有关。手术应激的程度可能直接与术后谵妄的发生风险相关。举例而言，高应激的手术（如血管外科大手术）术后谵妄的发病率为 36%，而手术应激小的操作，如白内障手术，其发病率为 4%[7]。

术中可能导致谵妄的情况包括可引起脑部供氧不足的事件，如大量失血、血红蛋白降低、动脉低氧血症、低血压[1-2,6]。目前的理论是脑供氧不足引起脑神经的内环境异常[6]。手术可导致应激激素稳态的变化，引起内环境的改变，进而引起谵妄[6]。谵妄可能增加更严重的并发症如心脏病发作、肺炎的风险[2]。有趣的是，麻醉方式对术后谵妄的发生率影响不大[1,6]。

术中的代谢异常也可能在术后谵妄的发生中起重要作用[6]，具体说，血钠异常、二氧化碳水平、体液平衡状态、脱水起了重要作用。老年患者的药物动力学差异显著，对麻醉药的反应和清除很难预估。围术期麻醉用药在术后的延迟效应，也同样可引起术后谵妄[6]。

相比谵妄的治疗，临床医师更应关注其预防。术前应尽量控制内科疾病，并请相关科室会诊[6]。应保证患者术后有充足的脑部血氧供应和充分的补液。应获取准确的用药和饮酒病史，以便于术后鉴别诊断及预防术后戒断症状。酗酒的患者应给予维生素 B_1 以预防 Korsakoff 精神病[6]。应采取适当的术后镇痛方案。应采取措施给患者提供适当的脑部刺激，及良好的休息和睡眠环境（如降低噪声水平），医务人员及家人经常与患者接触以助患者保持定向力，提供眼镜、助听器及早期活动[6-7]。这些措施可使术后谵妄的发生率降低 5%[7]。钟表、日历、窗户及合适的日/夜间光线也有助于患者保持定向力[2]。应注意维持患者围术期的电解质、血氧饱和度、血压和体液平衡在合适的水平[6-7]。引流管应注意保持通畅并尽早拔除，因为留置引流管也与术后谵妄相关[7]。

术后谵妄一旦发生，必须尽早诊断以适当治疗。多达一半的谵妄可能被手术团队所忽视[7]。谵妄必须与术后认知功能障碍鉴别,术后认知功能障碍仅影响记忆力、注意力和理解力[7]。谵妄分为三种:活动过多型、活动过少型和混合型。活动过少型谵妄最为多见(71%),其次是混合型(29%),而活动过多型少见[7]。活动过少型的患者可能嗜睡、定向力障碍或警觉性下降[7]。活动过多型患者可能表现为易激惹、情绪激动、烦躁不安甚至好斗。混合型患者同时具有活动过多型和活动过少型的特点[7]。

诊断住院患者谵妄的常用工具是意识紊乱评估方法(CAM-ICU)[6-7],这种方法提供了一个标准的系统,且具有良好的可信性和可重复性(图 6.1)[6-7]。CAM-ICU 不仅评估患者的精神状态、思维和注意力,还评估其意识状态。医生和护士都可以使用这种评估方法[7]。

术后谵妄的治疗应注意辨别风险因素及潜在的异常情况,并给予适当的处理。首先应进行完整的病史复习和体格检查[7]。术后并发症,包括泌尿道感染、肺炎、水电解质平衡紊乱、低血压、低氧血症也可导致术后谵妄,一旦发现患者精神状态改变应立即评估以查找病因[1-2],可通过检查血电解质水平、血镁、血磷、血钙、动脉血气分析、血红蛋白水平、血培养、尿培养、尿常规及胸部 X 线片进行评估[6-7]。临床医师应记住,老年患者的感染症状可能不典型,可能无白细胞升高和发热的表现,而可能首先表现为谵妄[7]。应评估液体状态和总体营养状态,并根据情况及时纠正[6]。一旦术后谵妄诊断确立,上述指标(水电解质、

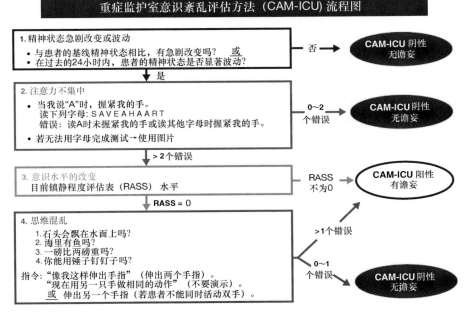

图 6.1 意识紊乱评估方法。Vanderbilt 大学提供。详见 http://www.mc.vanderbilt.edu/icudelirium/docs/CAM_ICU_ flowsheet.pdf

氧合状态等）应尽量优化，应开始进行支持治疗，并鼓励迅速进行恢复治疗[6]。

药物和多重用药也可能导致术后谵妄[7]。应尽量避免使用抗胆碱药和苯二氮䓬类药物[2]。抗胆碱药物及有抗胆碱副作用的药物，可能导致术后谵妄。然而，术前长期服用苯二氮䓬类药的患者则应注意预防药物戒断，因为药物戒断也可能导致谵妄[6]。其他可能导致谵妄的药物包括：西咪替丁、类固醇类、苯海拉明、颠茄、异丙嗪、华法林、麻醉药、抗帕金森病药物以及吗啡[7]。应尽量避免使用这些药物。术后疼痛控制不佳也可能引起术后谵妄，应注意预防[6]。

术后谵妄确诊后最重要的是保障患者安全。活动过多型及混合型的患者可能自行拖拽缝线和引流管[7]。活动减少型患者可能在医院徘徊，甚至走出医院，并对自己的行为无意识[7]。谵忘的患者跌倒的风险增加，自我保护能力丧失[7]，因此，对这些患者应一对一严密监护，或转到高级别的病房如监护病房或重症监护室等[7]。若平息患者的初步措施无效，患者仍可能继续危害自身，应给予约束和药物治疗[7]。氟哌啶醇，是谵妄的首选药物治疗，可能有助于防止谵妄患者坠落或自伤。在医院的不同科室氟哌啶醇的使用剂量有所不同[7]。在重症监护病房的患者应给予 2 mg 静脉注射负荷剂量，然后每 15～20 分钟给 2 mg 直到谵妄减轻[7]。病情控制后应给予计划剂量预防谵妄再次发生。对于住在病房的患者，氟哌啶醇的初始剂量为 1～2 mg，以后每 4 小时 0.25～0.5 mg[7]。氟哌啶醇的副作用主要是锥体外系副作用和 QT 间期延长综合征，用药的患者应定期复查心电图。同时，应尽量在术前纠正代谢异常，特别是血钠异常[2,6]。

术后认知功能障碍

术后认知功能障碍，或术后记忆或思维障碍，社会融合困难和（或）信息加工速度执行功能变慢，语言障碍，人格改变等，在老年人群中的相关报道越来越多[6,8-9]。这种综合征表现为同时处理多个任务有困难，短期记忆力减退，注意力不集中，"找到合适言词"困难[8]。与谵妄不同，术后认知功能障碍多无感觉异常或意识改变，且持续时间较长。术后认知功能障碍给患者维持日常生活活动带来困难，给出院后的生活带来不利影响。而谵妄主要发生在住院期间[8]。术后认知功能障碍导致患者住院时间延长，护理需求增加，费用增加，并可能增加病死率。

绝大多数关于术后认知功能障碍的研究集中在心脏外科领域，高达 50%～80% 的心脏外科手术患者可能发生术后认知功能障碍，其中 20%～60% 的患者可能在术后多个月后仍患有术后认知功能障碍[6,8]。非心脏外科手术患者发生术后认知功能障碍的发病率为 23%（60～69 岁患者）和 29%（70 岁以上患者）。70 岁以上老年患者在术后 3 个月仍有术后认知功能障碍者高达 14%[8]。高达 1% 的患者术后认知功能障碍的持续时间超过 1 年[8]。

手术的大小也对术后认知功能障碍的发病率有影响，做小手术的老年患者术后认知功能障碍的发生率仅为 7%[8]，术后当天出院的患者发生术后认知功能障碍的发病率也较低[8]。

术后认知功能障碍的发病原因不清，有多种相关因素，其潜在影响因素包括年龄、手术类型、麻醉用药、术前认知功能状态降低、感染、术前用药、术前抑郁、共病状态、术中低体温、术中低血压、术中缺氧、术中血糖异常、手术持续时间[6,8-9]，其中年龄是影响术后认知功能障碍的最重要因素[8]。

术后认知功能障碍的诊断很清晰，其存在也很明确，但确切病因有待进一步研究。目前有许多理论试图解释术后认知功能障碍的发生机制。其中一个假说提到了认知储备，认为认知储备增加可减少术后认知功能障碍的发生，这种理论的依据是，教育水平高的患者较少患有术后认知功能障碍[8]。然而这种保护作用是因为教育水平高，还是因为接受较高教育者的追求更高层次教育的大脑与其他大脑有差异，目前仍不清楚。另一些理论包括所用麻醉气体的类型，然而，这些理论遭到许多研究的质疑，这些研究表明麻醉气体的类型可能与术后认知功能障碍的发病率无关[8]。但进一步研究已表明，麻醉药会影响术后认知功能，但是这种影响很少持续 2 周以上，且一些麻醉药可能有保护神经的作用[8]。

术中缺氧和低血压曾被认为可能导致术后认知功能障碍[8]。然而，最近研究表明通过术中脉搏氧监护下的氧疗并不能预防术后认知功能障碍。研究也表明，围术期低血压（以平均动脉压为指标）可能也不会影响术后认知功能障碍的发病率[8-9]。术中肺过度通气和低碳酸血症似乎能导致反应时间延长，从而引起术后认知功能障碍[9]。有趣的是，麻醉类型似乎对术后认知功能障碍没有影响，但是文献对此仍有争论[6,9]。因为控制手术中的影响因素如血压等很困难，所以很难把麻醉类型剥离出来进行比较[9]。

如前所述，术后认知功能障碍的发病率取决手术的大小，这引导研究人员关注手术可能为术后认知功能障碍的原因[8]。手术导致炎症反应，炎症反应导致细胞因子释放和神经内分泌激素释放，接受小手术的患者应激反应不明显[8]。有报道称，炎症介质和皮质醇水平与患者认知功能恢复延迟相关[8]。

术后认知功能障碍的评估和治疗与非手术患者认知状态的评估类似。这些测试包括简易精神状态检查、画钟测试及学习测试列表[8]。

与其他并发症一样，预防是最好的治疗。预防术后认知功能障碍的措施包括防止低温、预防围术期低血压、氧疗、适当的疼痛控制、情感支持及频繁进行评估[8]。目前还没有术后认知功能障碍的治疗指南，而且目前还没有证据表明，一旦术后认知能障碍得到诊断，对它进行治疗有助于改善病情[6]。

泌尿系统感染

老年患者泌尿系统感染的临床表现与年龄较轻的患者可能不同，且症状易混淆[2]。很多老年患者症状呈慢性，鉴别泌尿系统衰老性改变和泌尿系统感染比较困难。但也可能出现与年龄较轻的患者类似的症状，如尿频、排尿困难、尿急[10]。留置导尿管的患者可能没有这些症状[10]。而在有认知功能障碍的患者评估这些症状更加困难，并可能延误诊断[10]。感觉异常、认知功能进一步下降、烦躁不安、意识错乱、跌倒、嗜睡、情绪不稳定也可能是疼痛的表现，应进一步检查有无继发于泌尿系统感染的耻骨上疼痛、脊肋角压痛和（或）腰痛等。尿的性状改变也可能提示泌尿系统感染[10]。尿如果变得浑浊恶臭，虽不能据此诊断为泌尿系统感染，但应进一步检查[10]。术后出现的肉眼血尿也可能是泌尿系统感染的表现。血尿的原因复杂，包括最近进行过器械检查、留置导尿管、膀胱癌和感染等[10]。然而术后患者导尿管留置或拔除后新发的血尿则有必要进一步检查。新出现的尿失禁可能是泌尿系统感染的表现，应进一步查尿常规和尿培养。若留置导尿管的患者在此前即有尿失禁、服用镇痛药或退热药、免疫功能低下和（或）认知功能障碍，则可能仅有模糊或轻微的症状[10]。

老年患者的泌尿系统感染也可能表现为一些非特异性症状。发热可能是老年人泌尿系统感染的唯一表现，因此术后发热的标准评估包括尿常规和尿培养。患泌尿系统感染的老年患者可能表现为低血压和（或）心动过速[10]，也可能表现为呼吸急促、啰音、呼吸窘迫、恶心、呕吐和腹痛[10]。留置导尿管是引起泌尿系统感染的明显风险因素[2]。老年患者可能因活动障碍、尿失禁及药物所致尿潴留而留置导尿管[2]。导尿管应尽早拔除以减少泌尿系统感染的风险。

跌倒

跌倒的风险因素包括年龄、认知障碍、活动障碍和功能障碍[11]。同样，治疗跌倒的最好方法是预防。认知功能障碍及其预防在本章中已有详细讨论。活动障碍和功能障碍可通过锻炼、早期活动和平衡训练预防。

虚弱状态

虚弱使得所有上述术后并发症的风险增加，对"虚弱"这一概念的完整理解很有必要。虚弱是一种见于老年患者的症状，此时认知和躯体储备，以及代偿机制的能力下降，从而更容易出现并发症[5,12]。虚弱的患者跌倒、功能丧失、死亡和住院的风险增高。虚弱的症状学仍无定义，但虚弱状态确实存在[12]。"虚弱的特点是整体健康状态的下降，包括一系列的功能受损，表现为相应症状、体征、疾病及功能丧失等"[12]。一个诊断系统通过非故意体重减低、行走速度减慢、自报筋疲力尽、体力活动减少和体弱来诊断虚弱，若存在 3 个以上的相关症状即可诊断虚弱。75 岁以上患者中高达 20％～30％会有虚弱[12]。另一个诊断系统应用握力下降、自觉筋疲力尽、1 年内非故意体重减低超过 4.5 kg、行走速度减慢、体力活动减少来诊断虚弱[13]。患者一到 80 岁，大部分就会处于虚弱状态。虚弱大大增加病死率，达到 18%，而非虚弱患者的病死率仅 4%，且其并发症的发病率也大为增加[12]。

　　虚弱导致患者并发症增多，住院时间延长，出院后需转入康复机构而非回家的可能性增加（图 6.2)[12-13]。这些患者更易出现手术后谵妄。D-二聚体和Ⅷ因子及其他炎症介质的水平随年龄增长而增加（图 6.2)[12]，这使虚弱患者发生术后深静脉血栓的风险增高。同时，这些患者的活动减少，也增加了深静脉血栓的风险，因此建议使用间歇加压装置[12]。对于轻中危深静脉血栓形成风险的患者，给予低剂量普通肝素 5000 单位每日 2 次或低分子量肝素＜3400 单位每日 1 次。对于高危深静脉血栓形成的患者，应给予低剂量普通肝素 5000 单位每日 3 次或低分子量肝素＞3400 单位每日 1 次[12]。

　　肌肉衰减症，指骨骼肌质量丢失，是老年虚弱人群的重要问题，可导致活动减少及肌肉力量进一步下降。因此，这些老年人应参与早期活动计划及术后物理治疗计划[12]。营养团队也应参与术后康复，帮助患者优化饮食，预防肌肉损失。若患者不能耐受经口进食，可应用管饲或肠外营养[12]。

　　虚弱可作为预后评估指标。虚弱的患者有较高的病死率和住院率以及功能减退[13]。虚弱的预防和治疗是多方面的，包括营养支持、适当锻炼和精神治疗。但是，通过测评和使用虚弱的概念能在多大程度上改善患者的转归仍不得而知[13]。

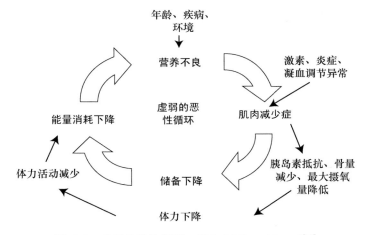

图 6.2　虚弱的恶性循环. 摘自 McDermid et al[13]

参考文献

1. Jin F, Chung F. Minimizing perioperative adverse events in the elderly. Br J Anaesth. 2001;87:608–24.
2. Beliveau MM, Multach M. Perioperative care for the elderly patient. Med Clin North Am. 2003;87:273–89.
3. Story DA. Postoperative complications in elderly patients and their significance for long-term prognosis. Curr Opin Anaesthesiol. 2008;21:375–9.
4. Berman AR. Pulmonary embolism in the elderly. Clin Geriatr Med. 2001;17:107–30.
5. Colloca G, Santoro M, Gambassi G. Age-related physiologic changes and perioperative management of elderly patients. Surg Oncol. 2010;19:124–30.
6. Bekker AY, Weeks EJ. Cognitive function after anaesthesia in the elderly. Best Pract Res Clin Anaesthesiol. 2003;17:259–72.
7. Robinson TN, Eiseman B. Postoperative delirium in the elderly: diagnosis and management. Clin Interv Aging. 2008;3:351–5.
8. Ramaiah R, Lam AM. Postoperative cognitive dysfunction in the elderly. Anesthesiol Clin. 2009;27:485–96.
9. Dodds C, Allison J. Postoperative cognitive deficit in the elderly surgical patient. Br J Anaesth. 1998;81:449–62.
10. Midthun SJ. Criteria for urinary tract infection in the elderly: variables that challenge nursing assessment. Urol Nurs. 2004;24:157–62, 166–9, 186; quiz 170.
11. Cicerchia M, Ceci M, Locatelli C, Gianni W, Repetto L. Geriatric syndromes in peri-operative elderly cancer patients. Surg Oncol. 2010;19:131–9.
12. Brown NA, Zenilman ME. The impact of frailty in the elderly on the outcome of surgery in the aged. Adv Surg. 2010;44:229–49.
13. McDermid RC, Stelfox HT, Bagshaw SM. Frailty in the critically ill: a novel concept. Crit Care. 2011;15:301.

第7章　合理应用辅助设施

Mary Ann Forciea

（王新君　译　罗广承　校）

引言

老年患者的机体功能状态差异明显，居住环境多种多样，因而在积极治疗后需要不同的支持服务。本章旨在帮助您

- 了解患者转诊或出院后的各种居住环境对机体功能的不同要求。
- 了解老年患者出院后不同居住环境可提供的支持服务。
- 提高对老年患者采集病史和医疗信息的能力。
- 提高你与院外医疗护理机构的沟通能力以提高出院后照顾水平。

居住地点（见表7.1）

在这一部分中，我们将总结老年患者常见的照护场所，关注照护场所对老年患者机体功能的需求：可获得的医疗/护理支持、联邦医疗保险计划的覆盖范围及每月的费用。

家庭照护

绝大多数老年患者住在自己家里。这些患者通过自己的努力或在家人的帮助下，生活可以自理，具备独立的日常生活能力和工具性日常生活能力。详见表7.2。

患者应该有他们的初级保健医生，能到诊所就诊；在美国许多地区，出诊医师可以为居家老人提供持续的初级保健[1]。美国家庭护理医师学会的网站提供了出诊医师名单（网址：http://www.aahcp.org）。

如果老年患者出院后或门诊手术后需临时护理照管，可将其介绍到家庭访视护理机构。这些机构可提供短期技术熟练的护理服务（伤口护理、用药监控和调整、家庭评估和教学）、康复服务（身体康复、职业康复及言语治疗）、社会工作和

表 7.1　提供照护地点的特点

	家庭	辅助生活设施/个人护理院	康复机构	短期护理机构	长期护理机构
功能状态	独立	ADL 可自理，IADL 需辅助[a]	一些 ADL 及 IADL 可能不能自理	ADL 及 IADL 均不能自理	ADL 及 IADL 均不能自理
护理人员	无（家庭访视护士服务可用）	有限的日间护理	全天护理	全天护理	全天护理
就医方式	门诊就医 家庭医师服务	门诊就医 家庭医师服务	机构配备医师	入院 72 小时内医师/执业护士诊视患者，以后每 30 天查房一次。急诊随时就诊。24 小时电话咨询服务	入院 72 小时内医师/执业护士诊视患者，以后 90 天内每 30 天查房一次，再后每 60 天查房一次。急诊随时就诊。24 小时电话咨询服务
医疗保险体系的覆盖范围	诊所就医，家庭医师服务，短期熟练的 VN 机构服务	诊所就医，家庭医师服务，短期熟练的 VN 机构服务	覆盖	覆盖最初 21 天，然后减少覆盖	不覆盖
每月平均费用（2011）	4000～6000 美元	4000～6000 美元			个人需支付 10 000～12 000 美元

ADL：日常生活能力（清洗澡、使用厕所、穿衣、吃饭、走动）；IADL：工具性日常生活能力（购物、旅行、财务管理、打电话、烹饪、服药、洗衣、做家务）；VN：家庭访视护士。

[a]多可提供有偿的额外服务，尽管赤字不断增加

表 7.2　功能状态

日常生活能力（ADL）	工具性日常生活能力（IADL）	
洗澡	烹饪	洗衣
穿衣	购物	做家务
使用厕所	旅行	打电话
吃饭	理财	
走动	用药	
从床上移动到椅子上		

一些专业的护理服务，如伤口护理、造口护理等。一些机构已扩大到提供家庭静脉治疗支持及营养支持，这些机构多为医院拥有和管理。对于需要日常生活护理和临时居家健康支持的居民，这些机构可以提供服务。这些医疗照护的费用通常可由医疗保险（Medicare）支持，但可能需要医疗保险机构的预授权。只要患者病情需要，照护时间可以相应延长。一旦患者病情稳定或状态达到一个平台期，将不再提供服务。家庭访视护理机构提供的服务很少超过 6 周。

对需要提供长期在家支持性照护服务的患者，已设计了一些特殊的项目。患者和家属可以自费请陪伴人员或家庭保健助手提供照护。通过这些项目，许多在家需要支持的患者和家庭可获得支持。这些支持项目主要通过各个州的医疗补助计划（Medicaid）实施，具体情况差异很大。这些支持项目通过每个县的"地区老龄机构"（Area Agencies on Aging）网络协调实施，通过这个网络可获取州政府和联邦政府计划支持项目的信息及申请支持。本地机构信息可以通过国家老龄协会网站访问：http://www.n4a.org。

照顾虚弱的老年群体方面有一个有趣的创新，那就是全国性的老年人全方位服务项目（PACE）[2]。这些项目在专业网站为享有医疗保险的老年人提供整合的医疗和社会服务。因为 PACE 等同于管理式医疗服务，并且是服务于每一个成员，因此这些网站常为其患者开发了专业的转诊网络。

家庭困难的老年人可选择住在安全性更好的专门的老年公寓里，租金与收入相关。这些建筑多在联邦政府的支持下建造，用于支持低收入的老年人。规模较大的机构可能提供社工服务，但健康或社会服务则不是必有的，住在公寓的老年人多要求具备独立生活能力。

辅助生活设施/个人护理院

辅助生活设施是老年人住房供应中发展最快的环节。这些住房多为"以盈利为目的"的建筑物，可提供各种面积的住房及供应一日三餐的餐厅，还常常提供一些活动项目。对住在这里的老人的要求是能在各自的住所内独立生活（生活自理）。许多设施可提供整理房间、洗衣服、用药监督等附加有偿服务。一些机构可提供"定制"项目，包括附加的活动和监督，这些专业服务通常价格更贵。居住者和家人需要到门诊自行就医。各州对这些设施的管理较少甚至没有，这些机构提供的服务也差别很大，每个州甚至每个县都不尽相同。费用多由患者及家属自行支付，一些州正开始允许医疗补助项目为辅助生活设施付款。这些设施类似公寓，不像养老院，因此很具有吸引力，但是这些设施无法满足持续进展性疾病患者（如老年痴呆症患者）的需求，他们需要终生的照护。这些患者如果发展到生活不能自理，多需转到护理院或需购买辅助生活设施内日益昂贵的照护服务。

个人护理院也提供住所，但多需共享房间，对低收入患者还可提供三餐。在多数州，医疗补助项目会支付大部分此水平的照护服务。同样，也需到附近门诊就医，不常规提供护理服务。一些护理院可能提供用药监督，很多则没有提供。

康复机构

老年患者出院后或患急性病后处于恢复期，若需物理治疗、职业治疗、言语治疗，且可耐受至少每日 3 小时的治疗，可介绍他们到短期康复机构。这些机够可帮助患者恢复功能，帮助患者早日回家。医疗保险会支付相关费用。接受急性病治疗的老年患者，因其心肺功能不良，耐力受限，或认知功能障碍，无法将每日的治疗延续到次日，康复机构可能拒绝接收。在考虑将患者转入康复机构时，不应常规地将入院时生活自理、认知功能完好无损的老年患者排除在外。

长期急性康复单位（LTAC）已经出现，可满足住院患者对高技能但相对稳定的治疗需求（如长期抗生素治疗），或满足刚从急性病恢复、仍依赖呼吸机的患者需求。相关费用多由医疗保险支付，但可能需预授权。

护理机构

老年患者患病或治疗后需在护理机构接受短期护理，医疗保险可支付相关费用。医疗保险可提供最多 21 天的熟练护理。只要患者仍在进步，如需更长时间的护理，医疗保险将继续支持，但支付比例将下降。一旦患者不再进步或退回到基线水平，他们必须出院回家或转入长期护理设施，很多情况下可能涉及机构间的转院。

护理院的长期护理给患者的日常生活能力和工具性日常生活能力提供支持。虽然与医院相比，护士的数量有所减少，但各时间段均有护士值班。医师查房的频率基于患者的数量。医疗主任负责监督患者的诊疗及制订诊疗计划。入院医嘱常通过电话告知负责医师，负责医师应于入院 72 小时内查看新入院患者。因为护理院的患者数量增加及医师查房频率较少，一些规模较大的护理机构聘请了执业护士[3]。护理机构的长期照护需由患者及家属自行支付，或由医疗补助项目支付。http://www.medicare.gov 网站上的"护理院比较"页面上提供了医疗保险认可的护理院的质量比较。一小部分长期护理可由长期照护保险支付。

临终关怀医院

有医疗保险的患者，如他们关注的焦点是生活质量而非医疗照护，及自觉剩余寿命不到 6 个月的患者，可向其提供临终关怀医院服务。许多临终关怀医院项目最初的重点是对癌症患者生命终末期的生活护理，而更时尚的项目已扩展到包括所有主要的终末期疾病，如老年痴呆症、心力衰竭、肾衰竭和慢性阻塞性肺疾病。因其在缓解症状方面很专业，许多临终关怀医院项目已开展了姑息疗法，在缓解痛苦的同时进行适当的积极治疗。对照护的预期持续时间和侧重点也有所改变，患者需接受入院时评价和定期评价；如果患者接受临终关怀医院照护后病情稳定或改善，可转回到正规的照护，而将剩余的临终关怀医院津贴搁置。在美国，大多数的临终关怀护理是在患者的家庭提供。住院临终关怀机构在美国正变得越来越多，能给家人提供喘息的机会，并能帮助满足更为困难的姑息治疗需求。临终关怀照护给住在护理机构的患者及其家人提供了一个新的安养服务场所，其中有着更多的姑息照护选择。

持续照护退休社区

过去 20 多年出现了一些"社区"，这些社区可为生活自理的老年人提供住所，且随居住者的年龄增加可提供生活协助及护理机构水平的照护。盈利性和公益性的模式同时存在。该模式可通过一个独立的机构管理医疗照护及在各个层次间的转换，或可提供卫生保健个人问责的物业管理。因为许多这类社区的报名费很高，在入住前应对其管理、经营情况及社会活动有充分的了解。

总体考虑

以门诊为基础的护理

在门诊就诊的老年患者多独立在家生活或由家庭照顾。这些老年患者的注意事项详见表7.3。在"电话"选项上应选择"可与医师通话"。如果从停车场或即停即离区要步行较长距离才能到达诊室，一些年龄较大的患者就会感到就诊的困难。来诊的老年患者常患有多种慢性病，要达到满意的诊疗效果，就诊时间可能需要延长。患者及家属若需要短时的熟练护理服务如伤口护理、造口护理或用药监督，应转诊到当地的家庭访视护士机构。

表 7.3　老年患者的门诊治疗

- 预留时间以采集其他来源的信息（补充患者提供的病史）
  - 配偶
  - 家庭
  - 其他机构的记录（护理机构，辅助生活机构）
- 要求患者/家属再次确认重要信息
  - 检查结果
  - 治疗方案
- 记录重要的信息以备患者/家属查阅
- 若需短期的熟练护理服务，如伤口护理、造口护理或用药监督等，可介绍患者到当地的家庭访视护士机构

表 7.4　老年患者住院治疗的注意事项

- 在了解患者用药时，询问患者实际使用的药物，而不是仅仅依赖病历记录
- 对不能准确描述病史的老年患者，可替代的信息来源如下：
  - 家庭成员
  - 护理机构转院单
  - 护理机构责任护士
  - 初级卫生机构
- 入院时与医院的出院规划同事讨论患者的出院后照护
- 提前准备出院总结信息，以便随患者送往护理机构或送往初级卫生机构进行后续照护

　　住在护理机构的患者可能构成门诊的一个特殊挑战——他们可能由担架抬来或坐着轮椅来就诊（因此候诊区需要更多的空间），多患有复杂的医学问题，并需要填写相关机构的表格。这些虚弱的患者可能无法长时间候诊，或来诊前已预约优先就诊。诊疗机构工作人员应问清楚运送计划。患者就诊后，已做出的诊断、医生嘱咐进行的检查项目及治疗计划等相关信息都应送回患者所在机构。

住院照护（见表 7.4）

　　老年患者的住院照护面临诸多挑战，在本书的相关章节会详细讨论。这里我们重点讨论不同照护机构间老年住院患者的医疗信息共享问题。

　　电子病历的使用和普及大大有利于老年患者，在医疗信息共享方面提供了便利和法律保障。下面将谈一下注意的事项：

- 一些患者在不止一个医疗系统接收照护，其电子病历可能不完整。
- 用药清单可能与实际用药名称、剂量、给药间隔不相符。在入院时应与患者及家属确认用药情况。

表 7.5 安全有效地转移患者到护理机构的注意事项

- 安排持续 72 小时的药物或实验室检查
- 提供新药物的处方，特别是麻醉药品
- 给初级医疗机构和患者将入住的护理机构的医生提供出院小结信息

- 备用医嘱可能已过期。入院时备用医嘱的情况需再次确认。

新入院老年患者的病史采集可能具有挑战性。如果患者无法提供详细可靠的信息，可给家属或护理机构工作人员打电话询问。如果必须从患者的护理机构获取信息，则最佳的信息来源于患者的责任护士。

在照护的过程中，成功、有效的患者流转需要医生、护士、社会工作者及出院计划人员的协作管理。整个团队需在患者入院时即应注意可能的出院需求，并根据临床情况的变化不断补充新的资料。应尽早让患者和家属参与此计划制订的过程。

出院总结中提供了住院期间的相关信息，出院后应尽快分享给相关照护机构。理想情况是：患者出院、转到其他健康机构（如疗养院、康复机构等）时，应带有出院总结。同时出院总结也应送到初级保健机构，以准备进行所需的后续照护。紧急、短期的治疗或评估需求应电话告知相关照护机构。

向长期照护机构（护理或康复机构）转移患者有一些特殊的要求（详见表7.5）。患者从一个团队（医院）向另一个团队（长期照护机构）转诊的过程中，两个团队的相关成员需要传递患者的相关信息，如诊断、检查结果、未出的检查结果、后续的照护计划等。这些信息通过一系列的形式共享：各州监制的转院表（多由护士填写），出院医嘱和小结（多由医生、执业护士或医师的助理完成），社会工作及康复评估等。紧急或关键信息应在转院时通过电话告知。

在多数州，患者从医院出院到达护理院时，将接受全面的护理评估。入院医嘱由出院医院的医师书写，通过电话告知该新护理院的医师，经其同意方可执行。护理院的负责医生在患者入院 72 小时内查看患者，在初次查看患者后，前 3个月内护理机构的执业护士每月查看患者一次，以后每 2 个月一次。若病情有变化，可随时提供诊治服务。

结论

了解支持服务网络，以及知道患者恢复过程中可能需要的照护机构在什么地方，这些都有助于向老年患者提供有效的照护。患者机体功能的评估，对制订治疗方案和患者病情恢复至关重要。住家的患者对照护的需求越来越多，这通常通过当地的家庭访视护士机构协调提供。短期入住接受康复服务，这可在康复机构或护理机构完成。长期照护可在家中或在护理机构完成。老年体弱的患者住家的弊大于利，可建议患者及其家庭使用家庭临终关怀照护或住院临终关怀照护服务。

参考文献

1. Landers SH. Why health care is going home. N Engl J Med. 2010;363:1690–91.
2. Program of All-Inclusive Care for the Elderly. Center for Medicare and Medicaid Services. 2011. Available from http://www.cms.hhs.gov/PACE. Accessed April 2011.
3. Levy C, Palat SI, Kramer AM. Physician practice patterns in nursing homes. J Am Med Dir Assoc. 2007;8(9):558–67.

第8章 护理院中的泌尿外科问题

George W. Drach，Edna P. Schwab

（陈培杰 译 苏汉忠 校）

我们，一个是泌尿外科医师，一个是老年病科医师，我们每个月到费城退伍军人管理局护理院进行大查房一次。为什么？因为我们发现：不得不接受长期照护（long-term care，LTC）的男、女患者，有许多需要咨询和治疗的泌尿科问题。好几位作者已建议在护理院要特别关注泌尿外科方面的疾病[1-3]。我们特别地支持 Pranikoff[1]的观点：在护理院遇到的主要问题是排尿困难、尿失禁及其后果、留置导尿管及其管理、无症状菌尿、有症状的尿路感染、血尿和性方面的考虑[4]。我们还经常遇到患慢性病、卧床和痴呆的患者存在前列腺癌和泌尿系统结石的管理问题。当然，随着过去几年护理院内患者数量的减少（图8.1），一些接受长期照护的患者逐渐变为居家接受照护的患者，但泌尿外科的问题仍存在。

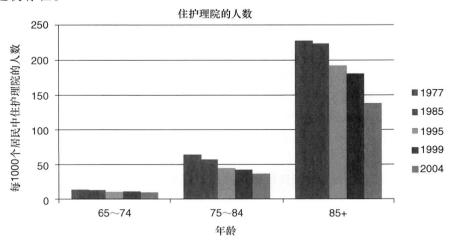

图 8.1（见书后彩图） 各个年龄段住护理院的人数在 1977—2004 年间逐渐减少。摘自 Centers for Disease Control and Prevention. 2012. National Center for Health Statistics. Health Data Interactive. Available from：http:\\www.cdc.gov/nchs/hdi.htm．Accessed 2 Apr 2012

这一章主要讨论上面提到的每一个问题。首先，我们将讨论护理院患者尿失禁的真实患病率问题。根据 Anger 等的报道[5]，新入住护理院的患者中，有大量尿失禁病例被漏报，它的患病率可能是 1%～2%。一项全国护理院调查显示，排尿控制困难或如厕时需要帮助的女性超过了 50%。Klausner 和 Vapnek[6] 对护理院的男女患者进一步开展调查，指出女性和男性患者的发病率之比是 2∶1。Shih 等[7] 分析了护理院与尿失禁相关的劳动花费，估计每个患者每天增加的花费为 13.57 美元，或每年近 5000 美元。尿失禁因此成了护理院中最大的泌尿外科问题之一。怎么处理它呢？

排尿困难和导尿

多种原因可导致这些患者尿失禁：尿道括约肌薄弱，泌尿道感染，尿急或不自主的膀胱收缩，和梗阻有关的膀胱失张力和（或）充盈性尿失禁。庆幸的是，与不正常排尿功能有关的初始原因已找到，但"猎枪"方法（抗毒蕈碱药或导尿）经常在没有充分评价的情况下就开始了。在这些方法之中，控制尿失禁的首要方法是导尿[8]。Newman 等指出，2005 年医疗保险和医疗救助服务中心发布的一项指令提出，减少使用导尿方法来治疗尿失禁。当然，这样有助于降低相关的并发症，如尿路感染、尿道糜烂、尿道炎、附睾炎及尿管脱落（特别发生在女性）的发生率。如果留置尿管确实是选择的方法，那么下一个问题是：①多久更换一次，特别对想降低有症状的尿路感染风险的人来说；②尿管怎么护理？这是一个两难的问题，这些对泌尿外科医师而言也许是一些最强的难题，但可被护理之家处理好。

Priefer 等[9] 在一家弗吉尼亚州的护理院做了一项有趣的研究。需更换尿管的患者被随机分为 2 组。组一：仅在急性感染或尿管堵塞时更换（7 名男性患者）；组二：每个月定期更换 1 次，如果出现感染或梗阻时也更换（10 名男性患者）。组一有 6 人（86%）出现症状性尿路感染，相比组二仅 3 人（30%）出现。很明显，这个研究具有局限性，但它似乎支持人们常建议的"每个月常规更换 1 次尿管"的做法。

护理院经常备有用来无创性测量膀胱残余尿量的设备。这种仪器能帮助泌尿外科医生判断梗阻或膀胱排空不全的程度。如果残余尿增多，使用保守治疗可能效果满意，但首选的干预方法经常还是留置尿管，而不是如无菌或清洁间歇导尿（CIC）[10] 等可供选择的方法。如果患者自己能做清洁间歇导尿，那对他们来说则更好。如果导尿必须由护理人员完成，虽然看来费时太多，但已证明间歇导尿与留置尿管相比，症状性尿路感染的发生率下降，这让患者更乐意去使用间歇导尿[11]。当然，增多的残余尿如果和膀胱出口梗阻有关，可能需要一些缓解梗阻的程序性干预方法。在没有梗阻的情况下，可能仅需如按时排尿、二次排尿或能

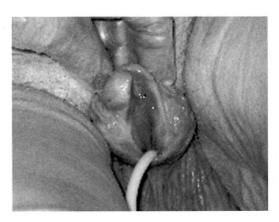

图 8.2（见书后彩图）　　与留置尿管相关的严重尿道糜烂
（获 Juthani-Mehta[15] 同意使用）

迅速使用马桶等简单的处理方法[3,12]。

当患者反复出现尿道糜烂时，需要耻骨上膀胱穿刺造瘘。我们的判断基于之前处理排尿障碍的正确或失败的尝试：对能下床活动的患者进行外科手术处理膀胱出口梗阻，间歇导尿用于尿路梗阻或膀胱收缩乏力无法解决的患者，使用阴茎套导尿处理非梗阻性尿失禁。当所有这些干预尝试都失败后，可试行 B 超引导下经皮穿刺插入耻骨上导尿管[13]。如果该方法能提供充足的改进，可以逐渐增加尺寸，直至置入一根永久保留尿管。

耻骨上放置造瘘管可避免的并发症之一是有时与留置导尿相关的尿道糜烂（图 8.2）。对尿管护理人员进行教育是避免并发症的另一个办法[14]。恰当放置引流管可避免尿道张力，患者位置改变时随时调整管子的位置可降低这些并发症的发生。

无症状性菌尿和尿路感染

护理院的患者遇到的另一个重要问题是：尿中存在细菌，无症状的还是有症状的菌尿？我们知道，这在长期留置尿管的患者中很常见，但也发生在不带尿管的患者身上。这些细菌有什么重要性？Juthani-Mehta[15] 对于这个问题发表了一个内容广泛的综述，并指出精确鉴别无症状菌尿和尿路感染诊断的必要性。一个经常提出的问题是使用纤维素试纸检测感染的有效性。可能此处最重要的一点就是阴性的纤维素试纸检测结果能有力地否定菌尿，从而否定尿路感染的诊断。然而，任何阳性的纤维素试纸检测结果均需恰当地收集尿液标本进行培养。

很明显，无症状菌尿的发生率随年龄而逐渐增加，因此，对于社区或护理院

表 8.1 护理院患者尿路感染的诊断（4 个标准中至少有 3 个表现）[15]

发热，体温高于 100.4°F

新出现或加重的尿频、尿急、排尿灼热感

腰部或耻骨上新出现的疼痛或压痛

尿液性状的改变，和（或）精神或功能状态的恶化

的人群来说，小于 65 岁者无症状菌尿的发生率仅 1%～2%，但大于 65 岁者中，发生率则超过了 6%（见图 8.1）。在长期照护（LTC）机构的患者中，发病率超过 15%。有时，这些菌尿是通过发热、尿痛等真性感染的症状发现的。但是，这些症状可能不能明确地诊断出真性尿路感染。"至今，在有菌尿的老年人中未能识别出任何于所有情况下都足以区别有症状和无症状患者的症候群"[15]。然而，在症状性菌尿症存在的情况下，4 个标准中至少有 3 个可以用来决定需要治疗症状性菌尿（表 8.1）。

血尿

另一个见于 LTC 患者的令人烦恼的问题是血尿。血尿可通过显微镜在常规尿检中发现，美国泌尿外科协会认定的镜下血尿标准是：收集的尿标本至少在两次镜检中发现每个高倍视野含 2 个以上的红细胞[16]。血尿也可能是由患者或护理人员发现的肉眼血尿。纤维素试纸检查阳性的血尿并不足以确诊为真性血尿。在任何情况下，泌尿外科医生发现纤维素试纸检查阳性后都要进行标准评价，包括收集尿标本寻找肿瘤细胞、解剖影像学检查和膀胱镜检。然而，对卧床的痴呆患者或患有多种合并症的患者来说，由于不考虑对他们施加重要的干预措施，因此是否有必要做此类检查？这样的问题经常被提出。在这种情况下，必须与负责的家庭成员、监护人或有健康代理权的其他个人商讨。

性

这个主题的一个最深刻表现在一本名为《窗旁的床》（*A Bed by the Window*）小说中得以体现，这本小说是 F. Scott Peck 医学博士写的[4]。故事描写了一个需长期照护的患者，她被安排在一个双人间靠里面的那张床上。她最大的欲望是最终能搬到窗旁的床上，这样她就能每天看窗外的风景。但贯穿这本书，展示在读者面前的只是长期照护机构里日复一日的各种活动，包括患者与员工之间的性暗示和性遭遇。Pranikoff 说过"住在护理院的患者的性被员工所忽视，经常受到压抑"，然而，他继续说"调查证实，对性的兴趣和喜欢另一个人的需求这两方面对住在护理院的患者来说依然是非常重要的"。当然，每当一个患者追

求另一个精神部分或完全错乱的患者，或者一个员工追求一个患者，问题可能就会发生。他[1]鼓励护理院去教育员工，建立合理的规则，以建立恰当的关系。

泌尿系统结石病

长期使用留置尿管可导致上述的泌尿系统感染[17]。甚至留置耻骨上导尿管也会增加膀胱结石形成的风险[13]。这些感染导致膀胱炎和肾盂肾炎的发病率增加[18]，结果导致感染相关结石的发生。而且，有泌尿系统代谢性结石病遗传倾向的那些患者，如果久住在长期照护机构，能继续发展为结石。对长期照护机构的结石病患者的处理比较麻烦，因为附近没有影像设备或对疼痛的治疗效果不佳。如果结石是"静止的"，则可能因发现血尿而接受进一步检查时才被检出（见上述）。幸运的是，微创取石技术的发展显著降低了慢性病患者的风险，但即使风险很低，任何此类处理仍需转到设备充足的医院。

前列腺和其他泌尿生殖系统肿瘤

因为前列腺癌的发病率随着年龄和老年人口的增加而持续增加，更多接受长期照护的男性患者不可避免地会患上前列腺癌。如果患者或其代理人表达了治疗的愿望，根治性前列腺切除术等技术可能适用于或不适用于接受长期照护的患者，但更保守治疗的方法，如放射性粒子植入或外照射治疗倒可能提供充足的治疗手段。当然，"观察等待"总是一个选择，特别适用于那些预期寿命短或合并许多疾病的患者[19]。有时，患者或其代理人可能强烈要求某种类型的外科干预，而不顾泌尿外科医师的建议。这样的事曾发生在我们的临床经历当中。一个痴呆、长期卧床的 84 岁男性患者检查发现前列腺特异性抗原（prostate-specific antigen，PSA）明显升高，肛诊发现前列腺不规则并且很硬。我们中的大多数人根据这些就能推测出他得了前列腺癌，但当我们将这些检查结果与其妻子讨论时，她坚持要求行活检以"确诊他患了癌症"。我们向她解释活检可能导致多种严重并发症，但她仍坚持要做。我们也向她指出：如果检查结果是癌症，也无法治疗（我们相信该患者就是这种情况），所以一般情况下是不必行活检的。但她表明，如果发现了癌症，她希望她丈夫能够得到治疗。活检证实是高级别的前列腺癌，在他妻子的同意下，我们给他做了抗雄激素治疗。这个临床故事告诉我们，我们可能需要处理的困难不仅仅在于患者，也在于患者的代理人。然而，在同这个患者的代理人商讨时，很明显，尽管和我们的建议相反，但她强烈盼望诊断和治疗[20]。

其他泌尿系统肿瘤，如膀胱和肾的肿瘤随着年龄的增长，发病率显著升高（第 9 章），因此对这些肿瘤的可能性要保持警觉。血尿又是常见的症状，接下来需做完全的评价。当外科手术计划包含对老年人和部分或全部残疾患者所必需的全部预防措施时，之前对年老、虚弱的 LTC 患者不能做的手术，现在的微创方法如肾部分切除或机器人膀胱切除术＋尿流改道可以获得完全成功（第 2 和第 5 章）。

伦理学和功能、认知障碍的患者

对有功能和认知障碍、需要长期照护的患者来说，任何医学评价和治疗的决定都是非常个性化的，应由几个因素决定。这些因素包括具体诊断评价和治疗的潜在风险与获益、做决定的代理人的愿望、患者生前遗嘱中的指令等。其目的是维持患者的现在功能状态、认知状态和他们的生活质量。举例来说，对一个中度到重度痴呆、缺乏功能、所有日常活动都完全需要护理支持、住在长期照护机构的患者来说，如果出现血尿，医生也大概不会给他做加强的、侵入性的检查。如果这类患者出现血尿，在医疗团队和代理人对这个问题讨论之后，合理的检查方法将是尿液分析以寻找感染的证据和细胞学检查以寻找异常的细胞。如果感染或异常细胞被排除，前列腺、膀胱和上尿路的检查并不能提供促进患者生存和生活质量的信息，应提供缓解患者可能表述的症状的姑息疗法，包括止痛药、冲洗血块堵塞的膀胱和留置尿管以缓解梗阻等[21]。

一些接受长期照护的患者会事先准备好一份关于健康保健的指令性文件，如生前遗嘱，这是一份书面声明，内容是关于他/她一旦丧失功能是否或如何进行生命支持治疗和其他医疗护理。如果没有预先准备这些文件，那么医疗保健团队将需要与医疗护理代理人或其他有健康代理权的人讨论风险、受益和治疗选择。如果没有这些文件，则健康护理团队必须提供可能有的最佳质量的生活照护。如果健康护理的提供者与任何医疗保健代理人之间能有良好的沟通，那么患有晚期疾病的接受长期照护的患者将能得到体贴和缓解痛苦的治疗[22]。

结论

住在护理院或接受长期照护的患者存在着许多泌尿系统问题，但由于相距甚远，较难处理年老患者，或联邦和医疗保险相关的条例太复杂，难于处理，泌尿外科医师不常介入护理院的工作。但如同本章所说的那样，住在护理院的患者可能有很多泌尿系统的问题，大多数经过简单和保守的泌尿外科处理就能改善。泌尿外科医师与护理院医护人员间的沟通，以及并不经常的现场咨询[3]，都能改进患者的泌尿系统护理，因此能提高他们的生活舒适度和生活质量。

参考文献

1. Pranikoff K. Urologic care in long-term facilities. Urol Clin North Am. 1996;23:137–46.
2. Foster LB. Why a urology consultant in a geriatric skilled and LTC facility. Nurs Homes. 1973;22:26–7.
3. Watson RA, Suchak N, Steel K. A doctor in the house: rationale for providing on-site urological consultation to geriatric patients in nursing health care facilities. Urology. 2010;76:277–81.
4. Peck MS. A bed by the window. New York: Bantam Books; 1990.
5. Anger JT, Saigal CS, Pace J, et al. True prevalence of urinary incontinence among female nursing home residents. Urology. 2006;67:281–7.
6. Klausner AP, Vapnek JM. Urinary incontinence in the geriatric population. Mt Sinai J Med. 2003;70:54–61.
7. Shih YC, Hartzema AG, Tolleson-Rinehart S. Labor costs associated with incontinence in long-term care facilities. Urology. 2003;62:442–6.
8. Newman DK, Gaines T, Snare E. Innovation in bladder assessment: use of technology in extended care. J Gerontol Nurs. 2005;31:33–41.
9. Priefer BA, Duthie EH, Gambert SR. Frequency of urinary catheter change and clinical urinary tract infection. Urology. 1982;20:141–2.
10. Newman DK, Willson MM. Review of intermittent catheterization and current best practices. Urol Nurs. 2011;31:12–28.
11. Bennett CJ, Diokno AC. Clean intermittent self-catheterization in the elderly. Urology. 1984;24:43–5.
12. Zimakoff J, Pontoppidan B, Larsen SO, et al. Management of urinary bladder function in Danish hospitals, nursing homes and home care. J Hosp Infect. 1993;24:183–99.
13. Mutsui T, Minami K, Foruno T, et al. Is suprapubic cystostomy on optimal management in high quadriplegics? Eur Urol. 2000;38:434–8.
14. LeBlanc K, Christensen D. Addressing the challenge of providing nursing care for elderly men suffering from urethral erosion. J WOCN. 2005;32:131–4.
15. Juthani-Mehta M. Asymptomatic bacteriuria and urinary tract infection in older adults. Clin Geriatr Med. 2007;23:583–94.
16. Grossfeld GD, Wolf Jr JS, Litwan MS, et al. Asymptomatic microscopic hematuria in adults: summary of AUA best practice policy recommendations. Am Fam Physician. 2001;63:1145–54.
17. Warren JW. Catheter-associated urinary tract infection. Infect Dis Clin North Am. 1997;11:609–22.
18. Warren JW, Muncie HL, Hebel JR, et al. Long-term urethral catheterization increases risk of chronic pyelonephritis and renal inflammation. J Am Geriatr Soc. 1994;42:1286–90.
19. Guzzo TJ, Drach GW. Major urologic problems in geriatrics: assessment and management. Med Clin North Am. 2011;95:253–64.
20. Reuben DB, Cassel CK. Physician stewardship of health care in an era of finite resources. JAMA. 2009;302:2686–94.
21. Klimes R. Nursing Home Admin Ethics. 2012. Available from: http://www.learnwell.org/nursinghomeethics.htm. Accessed 16 Apr 2012.
22. Pennsylvania Health Care Act of 2006. Available from: http://www.pamedsoc.org/MainMenuCategories/Government/LawsAffectingPhysicians/AdvanceDirectives/Act169facts.html. Accessed 16 Apr 2012.

第 9 章 泌尿系统肿瘤

Matthew J. Resnick，Thomas J. Guzzo

（沈瑞雄 译 张楠根 校）

老年肿瘤患者的外科问题

目前在美国，大约一半的外科手术患者年龄≥65 岁[1]。而且，一半以上新确诊的癌症患者年龄≥70 岁[2]。很多老年人有复杂的生理和功能问题，计划外科干预时需要仔细地考虑这些因素。增龄过程伴随着很多器官系统的变化，这些变化影响老年患者耐受外科大手术的能力。心脏、肺、肝胆、免疫和肾系统都会随着年龄增长而出现病变及生理储备功能的减退。关于围术期这些变化的知识对于评估中老年患者是否应该手术治疗是至关重要的。老年人肾功能随着年龄增长下降，在老年患者用血清肌酐测定取代肾小球滤过率（GFR），其实不能胜任[3]。为了最大限度地减少发病率，肾药物剂量调整和适当的围术期液体平衡是必不可少的。伴随着增龄的心脏改变包括对 β 肾上腺素调节敏感度的降低、钙离子调节的改变和射血分数的整体下降[2]。隐匿性冠状动脉疾病并不罕见，潜在心脏病理改变的怀疑指数极高，故术前立即进行心脏病会诊非常重要。老年人的免疫功能下降对泌尿外科医生具有两个重要的含义。首先，免疫力下降可能会使个体易患癌症，已有的癌症也会迅速进展[3]。此外，免疫功能降低也可能导致癌症治疗过程中易于感染[3]。随着年龄增长，肝体积显著缩小，也会伴随着肝功能的全面下降，这对化疗药物的剂量会有明显影响。最后，固有的肺部疾病、弱化的呼吸肌、肺部血管疾病，或者这三者的结合会使老年患者呼吸功能减退，术后易患严重的肺部并发症[2]。

医疗合并症的负担，常常影响对肿瘤积极治疗的临床决策。合并症也可用来预估围术期的转归。合并症分数在中老年人手术风险的量化中是很有用处的。一些实用的评估总并发症发病率的计分方法，包括老年病学累计疾病评分量表（CIRS-G）、Charlson 并存疾病指数（CCI）和美国麻醉医师协会（ASA）分类。在老年人群中已经确认，CIRS-G 和 CCI 中与围术期发病率和病死率增高紧密相关的分值较少[4-5]。事实上，与单独一个实际年龄相比，全面的合并症指数对围术期转归的预估更为有用。最近，Sanchez-Sales 等人对 ≥70 岁的男性通过腹腔镜进行根治性前列腺切除术的转归进行了评估[6]。在这 297 位男性中，CCI 指数 ≥2 的患者与 CCI 指数较低的患者相比，有更高的术后短期并发症的风险。同样，对于腹腔镜肾手术，Guzzo 等人发现在 ≥75 岁的患者中，CCI≥2 是围术期并发症的一个重要预测值[7]。

虽然合并症是转归的一个重要指标，但它一般不考虑到全面的整体功能。术前细致观察准备接受手术的老年患者的功能状况，可以帮助预测患者术后对社会支持和身体康复服务的需求[2]。已在老年患者身上得到确认的功能评估工具，包括日常生活活动（ADL）依赖评分和工具性日常生活活动（IADL）依赖评分[2]。最近，一种叫作综合性老年评估（CGA）的全面的多学科方法，被证明在干预前对患者进行风险分级，以及在将术后并发症降到最低两个方面都很有效[2]。手术治疗前进行 CGA，改善了术后的功能状态，并且降低了在医院或疗养院的住院时间，从而降低了总体的医疗费用[8]。

最近的数据表明 56% 的新诊断癌症病例和 71% 的癌症死亡病例发生在年纪大于 65 岁的患者中[9]。对老年癌症患者的治疗中，常需要考虑多种因素。老年癌症患者的治疗目标包括将治疗对其生活质量的影响降到最小、最大限度改善其长期的功能活动并可自主生活。随着年龄的增长，生理和感知上的变化都会影响老年患者接受标准肿瘤治疗的能力，同时也可能会增加各种外科和非外科癌症治疗的风险。对于老年的癌症患者，功能状态、认知能力、合并症、预期寿命、功能减退的风险都应该被考虑到[10]。不幸的是，含有大量老年患者病例的肿瘤临床研究非常少，结果是对老年癌症患者的标准治疗难以界定。因此，对老年癌症患者的整体健康状况进行治疗前评估是势在必行的。

前列腺癌

简　介

前列腺癌是北美和欧洲男性中最常见的癌症[11]。尽管它是重要的世界性疾病难题，前列腺癌的病因却知之甚少。临床和尸检的记录显示，前列腺癌的发病率随年龄增长而增加[11]。无论是在美国[12]还是在欧洲[13]，都存在着前列腺癌发病率与年龄成正比的关系。最近的监测、流行病学及预后（SEER）研究的数据显示，诊断前列腺癌的中位年龄为 67 岁，而超过 70% 的前列腺癌死亡病例发生在 75 岁以上男性。事实上也的确如此，新的前列腺癌诊断病例的 20% 以上发生在年龄超过 75 岁的男性之中[14]。据估计，到 2030 年，20% 的美国男性将会在 65 岁以上，因此在美国未来二十年中，前列腺癌的诊断与治疗将会成为严重的公共卫生负担[15]。

合并疾病和相对预期寿命的评估

在过去的 20 年中，前列腺特异性抗原（PSA）筛查对前列腺癌的诊断有着巨大的影响，决定对患者进行前列腺癌筛查时，应慎重考虑对患者的合并症、预期寿命、生活质量和具体效用功能进行评估。对于是否治疗一个疾病的任何相关医疗决策，疾病的风险都应与生存及与健康相关的生活质量（health-related quality of life，HRQOL）方面相平衡。前列腺癌也不例外。该疾病病期长，诊断出前列腺癌时通常年事已高，这些均已向人们提出关于需要在高龄患者中诊断（或治疗）前列腺癌的实际问题。对老年人的前列腺癌管理中，临床医生容易犯两个方面的错误：一是"老年歧视"，即基于严格的年龄限制而拒绝对患者进行有效的治疗管理；二是"过度治疗"，指疾病即使不治疗也不可能引起严重的症状或死亡时，对患者进行副作用较大的治疗[16]。在老年人中开展前列腺癌管理的目的是对那些不太可能受益于筛查和治疗的人停止筛查与治疗，并在那些很可能从中受益的人促进筛查和治疗。

患者的剩余预期寿命（remaining life expectancy，RLE）必须被纳入到具体患者的决策制订当中。此外，还必须评估干预治疗的可能性，如检查或治疗是否能在患者剩余预期寿命中使其受益。对于老年前列腺癌患者来说，对预期寿命的估计是至关重要的，因为从筛查出前列腺癌到出现与前列腺癌相关的症状和死亡，中间大约有 10 年时间。当考虑到对前列腺癌老年患者的治疗时，需要特别注意预期寿命表。Walter 和 Covinsky 在男性和女性中都评价了预期寿命和死于各种实体肿瘤的风险。预期寿命表的评估表明，对于一个健康的 75 岁男性（前25%）来说，患者的预期寿命在 14 年以上；然而，对于一个相对不健康的男性（后 25%）来说，患者的预期寿命仅有 4.9[18]。

对并存疾病和竞争风险的评估使对整体健康状况和预期寿命的估计有了可能。不幸的是，目前的风险分层模型不能完全准确地预测谁将会受益于治疗和谁将有望获得安全治疗。许多机构已经进行竞争风险分析，以确定与其他原因死亡相比，前列腺癌死亡的可能性。最近 Albertson 等人证明，对于年龄超过 75 岁的无并存疾病和中危前列腺癌的男性，其 10 年间因各种原因而死亡的死亡率风险是 67.1%，而相比之下因为前列腺癌这一具体疾病的死亡率为 14.0%。有两种或两种以上并存疾病的男子全因死亡率为 74.4%，相比之下其前列腺癌特异性死亡率为 5%（表 9.1）[19]。在前列腺癌患者中进行了大量的合并症指数研究，这些研究特别注意识别出那些具有非前列腺癌死亡高风险的患者。Boulos 等人评价了五种合并症指数，发现在人群研究中，慢性疾病得分（CDS）、共存疾病指数（ICED）和累计疾病评分量表（CIRS）优于更加常用的方法，比如 Charlson 并存疾病指数（CCI）[20]。虽然临床医生经常随意做出有关患者整体健康程度和并存疾病的判断，明智地使用经过验证的并存疾病指数可能会同时提高前列腺癌特

表 9.1 男性局限性前列腺癌（T1c）患者的总病死率和前列腺癌特异病死率

病例特征	诊断时年龄							
	66~74 岁				75 岁以上			
	5 年病死率[a]		10 年病死率[a]		5 年病死率[a]		10 年病死率[a]	
	百分率	95%CI[b]	百分率	95%CI[b]	百分率	95%CI[b]	百分率	95%CI[b]
T1c 期 Gleason 评分 5~7 分 并存疾病=0								
总病死率	11.7	10.2~13.1	28.8	25.3~32.6	26.3	24.8~28.0	67.1	63~72.4
前列腺癌特异病死率	1.6	1.1~2.4	4.8	2.8~8.4	4.4	3.4~5.1	14.0	10.6~20.9
T1c 期 Gleason 评分 5~7 分 并存疾病=1								
总病死率	25.3	20.7~29.5	50.5	41.5~59.2	39.4	35.9~42.5	76.8	70.5~82.9
前列腺癌特异病死率	1.1	0.0~2.7	2.0	0.0~5.3	5.1	3.3~7.2	9.1	5.5~14.4
T1c 期 Gleason 评分 5~7 分 并存疾病≥2								
总病死率	42.5	36.1~48.5	83.1	67.4~97.2	48.1	42.7~52.7	74.4	63.7~84.7
前列腺癌特异病死率	4.3	1.6~8.3	5.3	2.5~10.0	4.0	1.7~6.5	5.0	2.5~8.7
T1c 期 Gleason 评分 8~10 分 并存疾病=0								
总病死率	26.4	22.2~30.8	55.0	43.9~65.9	41.4	38.3~44.0	77.0	71.5~82.5
前列腺癌特异病死率	13.6	9.6~17.8	25.7	15.9~40.6	16.3	13.8~19.4	27.5	21.5~36.5
T1c 期 Gleason 评分 8~10 分 并存疾病=1								
总病死率	30.7	23.7~41.0	52.0	38.0~77.0	47.2	41.8~52.5	92.4	79.3~99.7
前列腺癌特异病死率	11.6	3.0~23.4	20.2	4.1~46.6	11.2	7.3~16.1	23.7	9.5~44.7
T1c 期 Gleason 评分 8~10 分 并存疾病≥2								
总病死率	52.0	42.1~64.5	64.3	52.0~84.9	65.7	55.9~70.1	94.3	87.4~100.0
前列腺癌特异病死率	9.6	2.4~19.3	13.7	2.7~33.4	12.8	7.3~18.9	18.8	9.3~36.8

[a] 病死率是通过本文描述的平滑累积发病率曲线衍生得来

[b] CI 即可信区间，是根据 1000 个样本估计得来

异性和全因死亡风险的预测，最终改善对具体患者的决策制订。但是，正如上面所讨论的，对合并症的评估必须在注意具体患者的残疾、体弱、功能性依赖、是否存在老年综合征和脆弱性的前提下评估[16]。

老年人的 PSA 筛查

自 20 世纪 90 年代初对老年 PSA 筛查的引进和广泛实施以来，前列腺癌的分期移行现象显著，这提高了低分级、低分期前列腺癌的诊断率[21]。前列腺癌分期的改变，加上尸检组织学发现前列腺癌的多发，促使许多临床医生和患者都质疑 PSA 筛查的必要性。最近的两个随机试验报道了中期生存结果，细化了 PSA 筛查对总病死率和前列腺癌特异性病死率的效果。前列腺、肺、结直肠和卵巢癌筛查试验（PLCO）随机挑选了 76 693 名男性参加每年的 PSA 前列腺癌筛查和直肠指诊检查，分别进行了 6 年和 4 年。前列腺癌诊断的风险在筛选组和对照组分别是每人每年 1.16% 和每人每年 0.95%。在筛选组与对照组中发现，因前列腺癌死亡的风险分别为每人每年 2/10 000 的比例和每人每年 1.7/10 000，这表明前列腺癌死亡率很低，前列腺癌筛查提供的保护作用非常有限[22]。PLCO 研究曾被广泛批评，因为其对照组污染率很高。具体来说，随机分入对照组的患者中 52% 在第 6 年接受了 PSA 测试的筛查，这导致许多人推测：PSA 筛查的生存获益可能确实很小，这种影响在很大程度上被 PLCO 试验对照组中高比率的筛查所削弱。欧洲前列腺癌随机筛查研究（ERSPC）随机选择了 182 000 位年龄在 50～74 岁之间的男性，分为前列腺癌筛查组及无前列腺癌筛查组。不同于 PLCO 研究，欧洲随机试验平均每 4 年筛查 1 次。被诊断为前列腺癌的风险在筛查组为 8.2%，而在对照组为 4.8%。总体来说，前列腺癌筛查使前列腺癌的病死率降低了 20%。排除不顺从的研究参与者外，前列腺癌特异性病死率降低了 27%。尽管出现这样的结果，调查人员确定 1410 位男性必须接受筛查，而 48 位男性需要进行治疗以防止前列腺癌死亡[23]。尽管需要筛选和治疗一大批人以防止少数人因前列腺癌死亡，许多人认为，长期 PSA 检测随访有益于提高人群生存率。ERSPC 研究的建模揭示，12 年的后续随访表明：需要筛检的患者数（number needed to screen，NNS）和需要治疗的患者数（number needed to treat，NNT）分别为 503 和 18[24]。

为什么 PLCO 和 ERSPC 的研究结果会有所不同？多数人指出两个原因，也就是迥然相异的 PSA 筛查率/对照组的污染率和研究人群间不同的 PSA 筛查的"预先筛分"。事实上，将近一半指派给 PLCO 对照组的患者在试验期间接受了 PSA 筛查，这可能导致与对照组相比，筛查组的前列腺癌监测有轻微的上升（17%）。ERSPC 研究的污染率显著偏低，在筛选组前列腺癌检测的增加量要明显高于 PCLO 的研究（71%）。除此之外，PLCO 研究的一半患者在加入研究组 3 年内经历了 PSA 检测和直肠指诊，这导致许多人推测：PCLO 对照组经过预先筛选，这就减弱了前列腺癌特异性病死率的任何有意义的差异[25]。

考虑到在解释最近的随机试验中存在着挑战，因此如何在老年男性中适当使用 PSA 筛查仍不确定。确实，前列腺癌过度检查的风险随着年龄增长而增加，PSA 过度测试率在 55 岁时为 27％，75 岁时为 56％[17]。尽管如此，高风险前列腺癌的可能性随着年龄增加，在大于 75 岁的男性，诊断出的肿瘤中前列腺癌占 43％，在年纪小于 75 岁的男性，诊断出的肿瘤中前列腺癌占 25％[26]。为了允许患者在充分了解的基础上做出参与 PSA 筛查的决定，综合评估个体并存疾病、家族寿命和整体健康状况、具体患者对筛查及治疗的态度，都是必不可少的。虽然没有一致的指南去指导医生什么时候停止对老年男性的前列腺癌筛查，美国预防服务工作组（USPSTF）建议停止对 75 岁以上的男性患者进行前列腺癌特异性筛查[27-29]。USPSTF 指南的批评者认为，应该基于患者个人的整体健康状况而非其实际年龄。事实上，在前列腺癌筛查门诊中调查的 78％男性不接受在 75 岁停止继续筛查的建议[30]。由于 USPSTF 建议的局限性，最近美国泌尿外科协会给出了最佳实践声明：鉴于老年患者总体健康状况的异质性，建议对高龄患者实行个性化的前列腺癌筛查[28]。尽管只有很少量的证据表明 PSA 筛查对老年患者有积极意义，在美国做筛查依然很流行[31]。事实上，一系列信息表明，70 岁以上患者的筛查率比 50 岁左右患者的筛查率还要高[32]。尽管如此，一些数据表明，75 岁以上患者的 PSA 检查比率在美国预防服务工作组提出相关建议后有所下降，并且在 PLCO 和 ERSPC 相关研究发表后继续下降[33]。

考虑到 PSA 筛查给老年人带来的挑战，在识别风险极低的可以不做 PSA 筛查的老年患者这方面做了大量工作。最近一项对接受过 PSA 筛查的男性的纵向队列研究表明，没有 75～80 岁 PSA＜3.0 ng/mL 的男性死于前列腺癌，这可能识别出一小部分男性可以直接安全地省去 PSA 筛查[34]。其他类似的识别变量将会有利于这一群体和更加年轻的群体。

局限性前列腺癌的治疗

目前在美国大多数前列腺癌属于临床局限型。尽管许多人有低或者中危疾病，大多数患者均寻求积极治疗[21]。事实上，最近的数据表明，男性 75 岁以上新诊断前列腺癌患者有 81.7％的人接受积极治疗。高危疾病患者接受积极治疗的比例更高（86.4％），而那些低危患者中接受积极治疗的比率为 72.2％，这种差异是微小的[35]。老人的局限性前列腺癌是否进行积极治疗，必须考虑死于前列腺癌的可能性、癌症远处转移的风险和死于其他原因的风险。观测数据表明，接受积极治疗的低中危前列腺癌老年人在总体生存上获益更多。事实上，接受前列腺癌积极治疗的 65～80 岁男性患者与不接受积极治疗者相比，有统计学上显著的生存优势（HR 0.69，95％ CI 0.66～0.72），甚至进行了并存疾病和其他混淆变量的对照研究后仍是如此[36]。

前面描述了评价并存疾病和评估全面健康情况的一些工具，还有许多有助于预测治疗后转归的风险分层方案。具体的讲，D'Amico 等[37] 评价确定性治疗 5 年之后前列腺癌生化复发的风险，按临床分期、血清 PSA、Gleason 评分将前列腺癌分为低危、中危和高危组。低危组为：临床分期 T1c 或 T2a，PSA≤10，Gleason 评分≤6。中危组为：临床分期 T2b，PSA＞10 但≤20，或 Gleason 评分＝7。高危组为：临床分期 T2c 或更高，PSA＞20，或 Gleason 评分≥8。这些风险分组提供一个框架，临床医生可以据此评估患者前列腺癌的全面风险。除了 D'Amico 的广泛利用的风险分级模式外，已公布大量列线图，用以评价根治性前列腺切除术[38]、近距离放射治疗[39] 和外放射治疗（EBRT）[40] 后的无进展生存期。此外，已经开发了一个模型用于预测根治性前列腺切除术后的前列腺癌特异性生存率[41]。将这些工具与以前描述过的全面评估并存疾病和整体健康的方法结合起来，就能提供患者特异性的信息，在此基础上即可提出治疗建议。

临床局限性前列腺癌有许多治疗选项，包括根治性前列腺切除术、外放射治疗、近距离放射疗法或主动监测，每种治疗方法都有具体规范的描述。根治性前列腺切除术（radical prostatectomy，RP）包括手术切除前列腺和精囊，并经常涉及目的在于明确肿瘤分期的盆腔淋巴结清扫术。过去为经下腹部正中切口的开放手术，最近，机器人辅助腹腔镜根治性前列腺切除术（RALP）推广开来，好处在于减少手术失血和缩短术后恢复期[42]。在 20 世纪 70 年代和 80 年代间开放手术技术的进步导致与 RP 相关的合并症显著改善。具体来说，注意背深静脉复合体的处理明显减少了手术失血，新的神经保留技术明显改善了功能转归，如控尿功能和勃起功能[43]。尽管这些改进，由于担心高龄患者围术期死亡率的风险，对 70 岁以上患者通常不实施 RP。美国泌尿外科协会（AUA）指南认为最有可能受益于 RP 的患者是这样的：有相对较长的预期寿命，没有明显的手术风险因素，并积极要求手术[44-45]。欧洲泌尿外科协会将 RP 定义为 T1b～T2b、Nx～N0、M0 疾病，预期寿命超过 10 年的患者的标准治疗。较年轻的预期寿命较长的 T1a 期患者，Gleason 评分≤8，PSA≤20 ng/ml，而且预期寿命较长的 T3a 期患者也可选择 RP[45-46]。

很少有对老年人 RP 后功能转归进行序列评价的报告。Kerr 和 Zeinke 回顾了梅奥（Mayo）临床中心 75 岁以上的 51 例患者 RP 经验，发现 2/3 的老年患者接受 RP 没有围术期并发症。尽管如此，老年患者 RP 后尿失禁的发生率显著高于较年轻的患者（16% vs. 3%）[47]。Begg 等人的数据提示，实足年龄似乎直接影响根治性前列腺切除术后尿失禁的风险。而在围术期死亡的风险方面，并存疾病比实际年龄更相关[48]。很少有关于老年人 RALP 后功能转归的研究数据。Shikanov 等的单中心研究，发现年龄是术后尿控功能的独立相关因素[49]。

虽然少有比较临床局限性前列腺癌的治疗方法的随机试验，还是有一些随机试验数据评价了接受根治性前列腺切除术组与观察等待组之间前列腺癌相关死亡的差别。在斯堪的纳维亚前列腺癌组研究 4 号（SPCG-4）中，695 名临床局限性前列腺癌患者被随机分为接受根治性前列腺切除术组或观察等待组（在疾病进展时行雄激素阻断治疗）。根治性前列腺切除术组前列腺癌相关死亡的相对风险为 10 年时[50]0.56（95% CI 0.36～0.88）和 12 年时[51]0.62（0.44～0.87），对应的 NNT 为 15。根治性前列腺切除术组的患者在远处转移、局部进展和全面生存率方面也具有优势。尽管如此，在 65 岁以上亚组的患者中，前列腺癌特异的病死率、总病死率或远处转移的风险均没有明显区别[50-51]。作者警示，SPCG-4 研究未发现亚组间的生存率有差别。但是这些数据质疑在老年人中常规建议根治临床局限性前列腺癌是否合理。考虑前列腺癌的显著异质性，应用一个"一刀切"的方法，显然是不适合的。如上所述，必须权衡患者前列腺癌死亡的风险与其他情况下死亡的风险。

事实上，SPCG-4 研究未能揭示，接受根治性前列腺切除术的 65 岁以上患者与观察等待组的 65 岁以上患者之间，在前列腺癌特异性的病死率方面是否有任何区别。有数据表明，老年高危患者更受益于雄激素阻断治疗＋外放射治疗。SCPG-7/SFUO-3 研究将高危前列腺癌患者随机分为两组，分别接受雄激素阻断或雄激素阻断加上外放射治疗。平均随访 10.8 年，结果发现：那些接受放射治疗的患者死于前列腺癌的相对风险为 0.44（95% CI 0.33～0.66）。67 岁以上患者组的绝对风险降低的幅度高于 67 岁以下患者组（分别为 12.9% 和 9.8%）[52]。很明显，有些患者将受益于前列腺癌的决定性治疗，一些患者则不能从中受益。在治疗老年前列腺癌上最重大的挑战在于如何决定某个体患者的治疗方案。

外放射治疗仍然是老年人临床局限性前列腺癌治疗的一个主要方法。AUA 指南认为，最有可能受益于外放射治疗的患者为：有相对较长的预期寿命，没有放疗并发症的重要风险因素，更愿意接受放疗[44-45]。此外，EAU 指南建议治疗方案应该基于 TNM 分期、Gleason 评分、基线 PSA、年龄、并存疾病、预期寿命以及健康相关生活质量（HRQOL）来选择。具体建议包括 T1c～T2c N0 M0 期的患者使用 3D-适形放射治疗（3D-conformal radiation therapy，CRT），伴或不伴强度调控放射治疗（intensity modulated radiation therapy，IMRT）；对那些中危患者（T2b、PSA 10～20、Gleason 评分 7）提高放疗剂量[45-46]。

前列腺癌患者是否应当治疗，主要考虑其并存疾病情况和对疾病治疗的愿望。一般来说，外放射治疗和根治性前列腺切除术两种治疗方法在生化控制率和癌症特异性生存率上无明显区别[53-54]。因此，许多医生治疗前列腺癌时会根据具体患者的效用函数决定采用什么治疗。如前所述，医生有一种倾向，不建议对 70 岁以上患者行前列腺癌根治手术治疗，因为这类患者围术期病死率的风险升高。外放射治疗对高龄患者是可行的，然而与根治性前列腺切除术不同，目前没有随机试验比较放疗与期待治疗的差别。Fiorica 等人最近评价了他们对 75 岁以上局部和局部进展期前列腺癌老年患者的放疗经验。作者认为患者并存疾病情况

（用成人并存疾病评价指数来衡量）与总生存期呈负相关。然而，接受外放射治疗并不影响总体存活率。虽然并存疾病与放疗性急性肠道和泌尿系统毒性的风险呈强相关，没有记录表明实足年龄与急性或晚期毒性有关[55]。这突显了以前在本章提出的关于认真评估患者并存疾病的重要性，有助于评价患者是否需要治疗，并决定行何种治疗。这些数据符合先前发表的 EORTC 研究报告汇集。Pignon 等人评估 1619 例接受根治性放疗的盆腔恶性肿瘤患者，确定年龄并不与辐射毒性增加相关[56]，从而导致研究人员得出结论，实际年龄不是盆腔恶性肿瘤放射治疗的限制因素。此结论被其他团队的研究结果证实[57-59]，认为放疗对局部或局部进展期前列腺癌是一种合理的治疗选择。

除了外放射治疗，近距离放射疗法是一种合理的局部低风险疾病患者的治疗选择。与外部射线照射不同，近距离放射疗法通常适用于低分级（Gleason 评分 ≤6）肿瘤、极少下尿路症状、前列腺体积小到中等大小（<50 g）的患者。适当选择患者近距离放射疗法可达到极好的无生化进展生存，在低危组中治愈率接近 99%[60]。与根治性前列腺切除术相比，接受近距离放射疗法的患者治疗过程耐受性好，长期生活质量良好[61]。然而，老年患者近距离放射疗法的普遍应用还有很多问题。鉴于接受组织间近距离放射疗法的男性中排尿功能常有问题，许多医生不会在有显著未经治疗的排尿困扰（IPSS>15）患者中应用近距离放疗。事实上，治疗前的国际前列腺症状评分（IPSS）和前列腺体积是近距离放射疗法治疗后尿路并发症的较强预测因子[62-63]。鉴于老年人群中良性前列腺增生（BPH）和下尿路症状较普遍，人们对近距离放射疗法后长期存在的尿路症状相当关注（这也是很恰当的），因而也限制了它的普遍应用。此外，鉴于大多数接受近距离放射疗法治疗的肿瘤风险度较低，老年低风险肿瘤患者是否需要接受治疗（近距离放射疗法或者其他疗法）仍存在较大分歧。因此，虽然近距离放射疗法仍是治疗局限性前列腺癌的一种选择，但它在老年人群中并没有得到广泛的应用。

20 世纪 90 年代早期随着 PSA 筛查的产生和广泛应用，一个显著的病期移行出现于前列腺癌的流行病学中，其特别关注于诊断低风险前列腺癌[21]。正如前面讨论的，这个病期移行产生了相当多的临床上无关紧要的前列腺肿瘤的过度医疗。尽管诊断为低危前列腺癌者的前列腺癌特异性病死率极低，这些患者中仍有 90% 以上接受了治疗，通常为根治手术或放射治疗[64]。鉴于总体死亡率与前列腺癌特异性死亡率在某些人中差别不大，逐渐有了积极监测这种选择。积极监测患者，直到有疾病进展的证据时才开始积极的治疗。积极监测不同于观察等待，差别在于仅当患者出现常归因于远处转移的症状时才开始治疗。积极监测的理论好处之一是显著减少过度治疗前列腺癌，尤其是对那些从根治性治疗手段获益极少的老年男性而言。

积极监测模式正开始成熟，虽然还只有短期到中期的随访结果，这些系列仍然显示出了一些有希望的结果。约翰·霍普金斯大学积极监测项目的入选标准包括临床分期为 T1c，PSA 浓度低于 0.15 ng/ml，Gleason 评分 6 或更低，两个或更少的针芯活检标本中发现癌组织，每个针芯活检标本中最多 50%的部分为癌组织[65]。接受调查者共 769 人，平均随访 2.5 年，结果总共有 33%的患者接受干预，治疗的平均时间为 2.2 年，其中 73.7%的患者重新进行了活检分类。尽管如此，没有患者在约翰·霍普金斯大学积极监测项目研究中发生远处转移或死于前列腺癌[66]。也许最成熟的积极监测研究是由多伦多大学进行的，入选人群更具多样性。多伦多项目目前入选标准为所有低风险患者（Gleason 评分≤6 和 PSA＜10 ng/ml）；然而，从 1995—1999 年，70 岁以上患者中 PSA 高达 15 ng/ml，或 Gleason 评分 3＋4 者也被收入。调查人员跟踪调查了 450 个患者，平均随访时间为 6.8 年，治疗率为 30%。该队列癌症特异性生存率 5 年期和 10 年期分别为 99.7%和 97.2%，而其他原因病死率的危害比高达 18.6（95%CI 7.6～45.7）[67]。

虽然与其他竞争死因相比，前列腺癌特异性病死率的风险似乎偏低，尤其是在患者合并中到高度的并存疾病时，但人们还是担心错过干预的机会。Warlick 等人评价了接受立即根治性前列腺切除术的患者中"治不好的"癌症风险，与因为收入积极监测项目后而延迟手术的患者进行比较。"治不好的"癌症定义为不良病理，术后 10 年无癌生存的机会不到 75%。调查人员发现，按 PSA 浓度和年龄调整后，诊断后立即治疗者与先经积极监测延迟接受干预者在"治不好的"癌症的风险方面并无差别[68]。这些数据表明，先积极监测再接受延迟干预几乎没有风险。然而，关于延迟治疗的安全性仍然存在一些争议。O'Brien 等人对患有 D'Amico 低风险疾病的患者进行评价，确定那些延迟前列腺癌根治术治疗 6 个月或以上的患者，术后病理升级及生化治疗失败的风险升高。控制了 PSA 和临床分期的多变量分析表明，延迟手术仍是生化失败的一个独立预测因子[69]。因此，虽然积极监测对于许多低风险前列腺癌患者看似一个安全管理策略，与延迟干预相关的存活状态仍需长期随访及仔细评估。对老年人，尤其是低风险疾病的老年患者，应该告知积极监测的优点和缺陷。

老年前列腺癌患者的诊断和管理仍然是医生的难题。不像其他恶性肿瘤，考虑前列腺癌诊断和治疗的风险必须仔细考虑其他原因引起死亡的风险。许多工作组已经开始制订老年人前列腺癌管理范式。利用预测工具加上使用这样的管理模式（图 9.1[94]）将帮助临床医生和患者制订出最佳治疗策略。虽然目前的预测工具仍然是不完美的，它们有助于对这类患者管理时量化风险。当来自当前研究中的数据开始成熟，我们将不得不持续地重新评估前列腺癌筛查、诊断和治疗的范式。

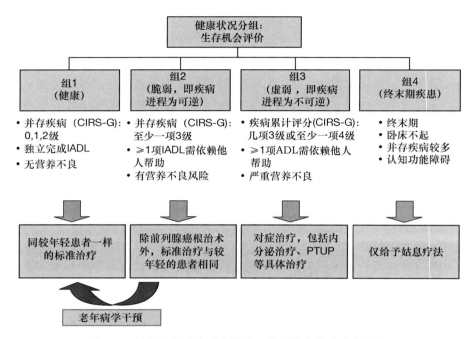

图 9.1 局限性前列腺癌和转移性前列腺癌的治疗决策树

膀胱癌

简介和流行病学

　　膀胱癌是常见的恶性肿瘤，男女均可发病，2010 年新发超过 70 000 例，死亡超过 14 000 例[12]。与其他肿瘤一样，常见于老年人群，诊断时的中位年龄，男性 69 岁，女性 71 岁[70]。实际上，膀胱癌的发病率看来随年龄增长而增高。Schultzel 等评价了加利福尼亚州癌症登记处的记录，发现不论性别和种族，膀胱癌发病的顶峰年龄为 85 岁。有趣的是，这些研究人员证明，尽管肺癌/支气管癌与膀胱癌有相同的风险因素，如吸烟和职业暴露，二者的发病顶峰年龄相差 10 年[71]。无论如何，膀胱癌的发病率与年龄明显相关，总发病率的 28.6% 为 65 岁以下患者，而 65 岁以上者占 71.4%[3]。

　　膀胱癌的治疗及预后主要取决于肿瘤的分级和分期。非肌层浸润肿瘤常用经尿道切除并行膀胱内灌注免疫治疗或化疗；肌层浸润肿瘤需根治性膀胱切除并尿流改道。由于非肌层浸润膀胱癌和肌层浸润膀胱癌的治疗策略差别很大，探讨实足年龄与肿瘤侵袭性之间的关系有较大意义。实际上，似乎年龄与膀胱肿瘤侵及肌层有关。Konety 等通过 SEER 数据发现，55～64 岁组肌层浸润率为 23.8%，而 85 岁以上组肌层浸润率增高到 32.4％[72-73]。Prout 等应用相似的数据发现，肌层浸润率在 85 岁以上者为 28.7％，小于 55 岁组为 19.4％[73-74]，从而确证了这种关系。

非肌层浸润性膀胱癌：老年患者的治疗启示

如上所述，非肌层浸润性膀胱癌的标准治疗是经尿道切除并膀胱内灌注免疫治疗或化疗。老年人对内镜手术包括经尿道切除手术通常耐受良好。经尿道切除手术很少引起此类情况：严重的液体转移或液体压力被传送到心肺系统、肾、肝系统[3]。一般来讲，低分级、非肌层浸润的肿瘤患者疾病进展的概率小，具体而言，Ta 期患者的疾病进展率为 5％～10％[75]。重点是局部病变控制，并特别关注降低肿瘤相关事件的发病率。然而，根据肿瘤的具体阶段和等级，高分级肿瘤、浸润性肿瘤和原位癌具有较高的疾病进展风险，从 15％到＞50％[75]。传统上，经尿道切除并膀胱灌注免疫治疗和（或）化疗一直用于控制疾病再发及进展。在美国，卡介苗是最常用的膀胱灌注药物。膀胱内灌注卡介苗引起局部免疫应答，产生干扰素-γ 和 IL-2。这种应答被认为可激活细胞介导的细胞毒机制，进而控制肿瘤[75-76]。

膀胱内灌注卡介苗控制肿瘤再发[75,77-79]及进展的效果[75,80-81]已被很多文献详细描述。尽管如此，越来越多的证据提示老年人对卡介苗的应答减弱。有一项全国性多中心 Ⅱ 期研究评估了卡介苗＋干扰素 α 在不同年龄的人群中对治疗的应答有何不同，Joudi 等对来自该研究的数据进行了评价。这些研究者发现 2 年无复发生存率在 80 岁以上人群中为 39％，在 61～70 岁的人群中是 61％。老年人群的应答率[82]低于相对低年龄组，无论是否未接受过卡介苗接种或以前接受过治疗[83]。Herr 回顾了 Sloan-Kettering 纪念癌症中心的经验，结论为在 2 年无复发生存率上不同年龄者间无区别，5 年无复发率 70 岁以上人群为 27％，而 70 岁以下人群为 37％[84]。众所周知，随着年纪变老，先天性及获得性免疫功能均减退[3,85]。因此推测老年人可能不能产生对最佳卡介苗应答而言所必需的免疫应答。尽管如此，年龄作为卡介苗膀胱内灌注效果的负面预测因子，其重要性可能依然很小。

随着年龄的增长，卡介苗治疗效果似乎有所减弱，但一些证据表明，不良反应的发病率随着治疗年龄的增加而增加。Heiner 和 Terris 回顾他们的经验，发现男性接受卡介苗维持治疗者，并发症的发病率在小于 70 岁组和 70 岁以上组分别为 17.6％和 48.6％[86]。本系列中最常见的并发症报道包括严重到足以停止治疗的膀胱炎/膀胱疼痛、寒战/发热和严重的前列腺炎/附睾炎。根据这些数据作者得出结论：70 岁以上男性应该小心地给予卡介苗维持治疗，80 岁以上男性患者则应避免卡介苗维持治疗[86]。很少有其他专门关注老年人卡介苗膀胱内灌注引起并发症风险的研究；然而，有大量的案例报告，引起人们关注其间的关联[82,87-88]。显然，在老年患者中必须将卡介苗膀胱内灌注对减少疾病复发和进展的好处，与它引起高龄患者并发症的风险进行权衡。

肌层浸润性膀胱癌：老年患者的治疗启示

肌层浸润性膀胱癌治疗的金标准为行根治性膀胱切除术（radical cystectomy，RC）和尿流改道[89]。此外，对这类患者，最近的数据支持使用以铂为基础的新辅助化疗[90-92]。尽管如此，根治手术和系统性化疗给许多器官系统带来显著的"压力"，并使老年人生理能力逐渐下降，这些干预措施的实施是由患者对治疗的耐受能力决定的[3]。事实上，不足为奇的是：在癌症诊断之前，75 以上老人相较于不足 75 岁者，心脏病、慢性贫血的患病率更高，其美国麻醉医师协会（ASA）分类等级也不太有利[74]。

并存疾病多见，这致使对老年肌层浸润性膀胱癌患者的照护差别很大。Prout 等使用监测、流行病学和最终结果（SEER）项目的数据指出，超过 80 岁的患者，根治性膀胱切除术的接受率远低于较年轻的患者（分别为 16% 和 40%～55%）[74]。这些数据被 Konety 等证实，他们指出：75 岁以上的患者接受 RC 的比率低于 75 岁以下者[72]。Schrag 等人表明，与 65～69 岁的患者相比，85 岁以上患者接受膀胱切除术的调整比值比为 0.11（95% CI 0.09～0.15）[93]。Hollenbeck 等人报道了一组 80 岁以上的肌层浸润性膀胱癌患者，膀胱切除术的比率为 11.5%。尽管如此，全部/部分膀胱切除术均最大程度地降低了膀胱癌特异病死率和总病死率[94]。为什么有人支持老年人进行 RC 治疗，而另一些人反对，其确切的原因尚未明了，可能的原因包括延误诊断、不适当地应用侵袭性较小的治疗方式，或认为老年患者对手术的耐受性低[4]。

老年人的膀胱癌治疗选择不仅限于手术根除。Porter 等人评价了膀胱癌患者全身化疗，表明年龄与接受全身化疗这种风险间接相关[95]。晚期癌症进展与实际年龄增长均降低患者的功能储备，在老年人群行具有细胞毒性的化疗特别具有挑战性[96]。尽管如此，关于全身化疗治疗肌层浸润性膀胱癌的应用仍然很少的原因还很多。当然肾功能损害会导致化疗应用的减少，然而，即使一些患者具有良好的肾功能，也未充分应用全身化疗[97]。正如膀胱切除术比率的变化，未充分利用全身化疗可能有多种原因。尽管如此，对老年高危肌层浸润性膀胱癌患者必须做更多的工作，提高卫生保健服务的质量。

因为许多已发表的案例系列是回顾性的，并且"老年人"的定义不同，及研究调查人员未能充分评价并存疾病和功能状态这种现状，因此考虑老年人接受 RC 后的转归是具有挑战性的。事实上，如前所述，应用实足年龄所能提供的信息量，远不如仔细评估并存疾病情况、功能状态和残疾等，特别是考虑在老年人群中进行腹部手术时。Chamie 等使用 SEER 数据，显示除了八旬老人以外，RC 在所有年龄组均有生存优势。八旬老人被证实仅有 3 个月的总生存受益（18 个

月 *vs.* 15 个月），当淋巴结转移或远处转移性疾病被排除后，总生存受益有所改善（23 个月 *vs.* 15 个月）[98]。Fairey 等人发现，实足年龄与 90 天病死率或早期术后并发症的风险无关，然而，并存疾病却是预测 90 天病死率和术后早期并发症的一个强有力的指标[99]。与上述发现相反，Liberman 等人的研究表明，70～79 岁和 80～89 岁的年龄增加了 RC 后 90 天病死率的风险[100]。Konety 等人发现年龄增加与 RC 后住院病死率独立相关[101]，Hollenbeck 等人报道，年龄增长与 RC 术后并发症的风险增加相关[102]。Koppie 等人将年龄校正的 Charlson 并存疾病指数（ACCI）整合进其 RC 转归评价中，确定增加的 ACCI 与 pT3＋疾病的风险增加相关，减少淋巴切除术的可能性和术后化疗的可能性。此外，高 ACCI 指数与较差的总体生存率相关，但亦与相似的无再发生存相关[103]。Siegrist 等人评价了 Sloan-Kettering 纪念癌症中心的经验，发现八旬老人与较年轻患者相比，外科手术后 90 天并发症发生率较高，次要并发症发生率分别为 55％和 51％，主要并发症发生率分别为 17％和 13％，但这些差异无统计学的显著性。然而，八旬老人术后 90 天内病死率较高（6.8％ *vs.* 2.2％，$P=0.01$）。有趣的是，八旬老人更有可能死于非膀胱癌相关的原因，但在膀胱癌特异性生存率方面八旬老人与较年轻患者之间是相似的[104]。

研究结果差异的原因难以明确。虽然一些研究表明实足年龄在预测术后并发症和早期病死率上有些价值，一些研究则提示实足年龄与此无关。进行根治手术的决定应该个体化，充分考虑到实际年龄、并存疾病和功能状态。这样做能全面地评估根治手术的潜在益处和个人风险。因为 RC 可使老年患者受益，所以不能仅按实际年龄排除患者接受根治手术的机会。对不适宜或不愿接受 RC 的患者，可选择保留膀胱的全身化疗、外放射治疗及侵袭性的经尿道切除治疗等切实可行的治疗方法[105]。然而，保留膀胱的治疗不太可能治愈疾病，可能影响长期的生活质量，有明显的副作用，而且可能只提供短期的姑息效果[106]。

回肠导管形式的非可控的尿流改道是老年人 RC 术后最常用的尿流改道方式[107]。原位新膀胱或经皮肤导尿的储尿囊有自行控尿的优势，不需要外部集尿设备，但在老年患者可显著增加术后并发症的风险[108-109]。此外，很多关注在于老年人可控性尿路改道的功能结果。Madersbacher 等人评价了原位新膀胱术后的功能转归，认定年龄与储尿容量降低、夜尿增加和白天/夜间尿失禁的发生率增加相关[110]。Hautmann 等人证实了这些调查结果，报告老年患者原位新膀胱术后尿失禁的风险增加[110-111]。因此，考虑可潜在改善生活质量和身体形象的可控性尿流改道时，必须综合权衡围术期并发症风险增加的可能性和潜在的长期功能不良的结果。

肾癌

简介与流行病学

肾细胞癌（renal cell carcinoma，RCC）是老年人中常见的恶性肿瘤，2010年有超过 58 000 例新发病例确诊，与此同时有超过 13 000 人死于这种疾病[12]。此外，在美国，RCC 发病率还在持续上升，局限性 RCC 的诊断率超出了中晚期或转移性 RCC[112-113]。许多人将观察到的局限性 RCC 增多归因于影像学技术的发展。确实，13%～27% 的腹部影像检查可发现肾病变，其中大部分是不需要治疗的良性囊肿[114-115]。事实上，所观察到的小型肾肿瘤发病率增加最多的是在 70 岁以上患者中，这可能是由于影像学在老年人中得到更频繁的使用[106]。以往 RCC 患者常表现为血尿、腰痛和腹部肿块的经典三联征，但如今经典三联征已少见，大部分肾肿瘤都是因非肾疾病的迹象接受影像检查而偶然发现的[117-118]。

肾癌多发于老年人，诊断时的中位年龄是 65 岁，25% 的新诊断病例年龄在75 岁以上[119]。正如其他泌尿生殖系统恶性肿瘤，治疗老年初诊 RCC 时有多个因素必须予以考虑。RRC 诊断的年龄相关的临床病理学特点有着一些相互矛盾的数据。Verhoest 等人评价了来自欧洲多个中心的 4774 位患者，发现年龄与肿瘤大小与核级的增长相关联。此外，年龄的增长与癌症特异性生存率和总生存率呈负相关[120]。尽管在横断面成像方面有较大进步，仍有近 20% 的被怀疑为肾肿瘤的案例在病理分析中是良性的[121]。近期人们多关注于对小的、偶然发现的肾肿块进行主动监测。Kouba 等人观察了 46 例患有小型肾肿块的患者，并发现 60岁以上患者的肿瘤生长速度比较年轻的患者更加缓慢（分别是 0.6 cm 和0.9 cm）[116]。不幸的是，年龄和 RCC 特异性转归之间的关系缺乏特征，需要进一步调查。

正如其他类型的肿瘤，人们已经相当多地关注肿瘤特异性预后模型和总病死率模型的开发，试图定义互竞风险。这些方法特别适用于老年人生长速度缓慢且转移可能性低的小型肾肿瘤（小于 3 cm）[122]。Karakiewicz 等人最近开发出了列线图来预测 1、2、5 和 10 年 RCC 特异性生存率。该模型包括年龄、性别、症状的存在、肿瘤大小、T 分期、转移性疾病的存在和外部检验队列，该模型显示了出色的准确性[123]。最近，Kutikov 等人用 SEER 队列，发现 RCC 患者的肾癌死亡、其他癌症死亡和非癌症死亡的总风险率，分别为 4%、7% 和 11%[124]。这些研究者开发的列线图可以预测 RCC 死亡的风险、其他癌症死亡的风险和非癌症死亡的风险，在患有小型肾肿块和具有围术期并发症巨大风险的患者诊疗中非常有用。正如前列腺癌和膀胱癌，将经过验证的预测工具与日常临床实践相结合是至关重要的。这样做能使患者对他们所患疾病的诊治做出知情的、审慎的决定。

老年人局限性肾细胞癌的治疗

过去的 10 年，局限性 RCC 治疗范例发生了显著的变化。正如 Charles Robson 所描述的，传统上治疗局限性 RCC 的金标准是根治性肾切除术（radical nephrectomy，RN）[125]。然而，根治性肾切除术后慢性肾疾病（CKD）的风险日益受到关注，大量的研究关注于保留肾单位手术（nephron-sparing surgery，NSS）、消融技术和主动监测。对局限性 RCC 实施任何治疗前，必须对总体的肾功能给予全面评估。血肌酐并不是老年人整体肾功能的精确的替代指标，同样，肾小球滤过率（GFR）应使用一个标准化的公式，如改进的肾病膳食（MDRD）公式，或 24 小时尿肌酐清除率检测[126]。Canter 等人评估了转诊癌症中心的具有实体肾肿瘤的患者中慢性肾疾病的基线患病率，发现 70 岁以上的患者中 40％患有慢性肾疾病Ⅲ期（GFR 30～60）。此外，70 岁以上的患者中 23％患有慢性肾疾病Ⅲ期并有着"正常的"基线血清肌酐（≤1.4mg/dl），这说明对老年人肾小球滤过率检测非常重要[127]。

已经明确慢性肾疾病与死亡风险、心血管疾病事件和住院治疗相关[128-129]。此外，越来越多的证据证明，与部分肾切除术相比，慢性肾疾病患者行根治性肾切除术的风险也增加。此外，Huang 等人确定行根治性肾切除术的患者与行部分肾切除术的患者相比，更可能患Ⅲ期或更高期的慢性肾疾病[130]。另外，Thompson 等人评估了梅奥（Mayo）诊所的经验，调查了因肾发现体积很小的实体肿物而接受根治性肾切除或部分肾切除术的患者，发现尽管对已知的混杂因素和并存疾病做了调整[131]，根治性肾切除术还是与死亡风险的增加相关。这导致调查人员推测，所观察到的死亡风险的增加可能归因于心血管疾病风险的增加。总而言之，这些数据表明，根治性肾切除术后出现慢性肾疾病的风险很大，考虑到已知慢性肾疾病与心血管疾病有关，所以治疗时应努力维护患者的肾功能[132]。

手术切除仍然是局限性肾细胞癌治疗的金标准。虽然应该尽力去保持肾功能，但仍然存在着 NSS 技术上不可行的情况。因此，根据最新的美国泌尿外科协会（AUA）指南，根治性肾切除术仍然是患有局限肾细胞癌患者的一个治疗选择[133]。的确，根治性肾切除术在可接受的发病率内可以对老年人实行。具体地说，大量的研究评估了高龄老年人群增加的发病率与接受根治性肾切除术有关，但未证实在围术期内发病率或病死率有任何的增加[134-135]。越来越多的证据表明，与接受根治性肾切除术的患者相比，NSS 为患者提供了相对无复发并且长期的生存率[132,136]。鉴于 NSS 与 RN 有等同的肿瘤治疗结果，但具有保护肾功能的优势，AUA 指南鼓励医生在势在必行的或可选择的情况下，建议患者用保留肾单位治疗的方法[133]。此外，虽然传统上 NSS 有特定的适应证，近年来 NSS 适应证放宽，广泛地应用于更大、更复杂的肾肿瘤中。可能需要更长的随访期以判定：肾保留的保护作用价值是否超过了适应证扩大导致的潜在性肿瘤风险。

除了外科手术切除肿瘤，应用消融技术治疗局限性 RCC 也在逐渐增加。目前两种最常见的方法包括冷冻消融和射频消融（RFA）。这两种能量都能够经由皮肤或腹腔镜作用于肿瘤。鉴于与开腹或腹腔镜部分肾切除术相比[133]，消融技术有着相对低的泌尿外科主要并发症的风险，在老年患者中该技术已经有了相当大的应用。Choueiri 等人在多变量调整后的分析发现，年龄与接受小型肾肿瘤消融治疗的风险直接相关。同一研究未能证明在消融与外科摘除术之间癌症特异性生存率和总生存率有任何的差异[137]。Kunkle 等人进行了一项 meta 分析，来评价各种不同的局限性肾细胞癌的治疗方法，发现接受消融技术的患者局部复发的风险较高，然而，在癌细胞远处转移上并无差别[138]。遗憾的是，该研究有严重的选择偏倚，随访时间又较短，这些影响了对消融和外科切除术的比较效果数据的评价。为了更好地确定消融技术治疗局限性肾细胞癌的效果，必须进行对照选择恰当并且随访期长的前瞻性研究。

如上所述，随着横断面成像技术的广泛应用，对临床意义不明的局部肾小肿块的发现率已提高。就像前列腺癌一样，肾细胞癌流行病学的改变使人们对肾小肿块的主动监测产生了浓厚的兴趣。此外，大量人群数据的分析显示肾细胞癌治疗率有所增加，然而矛盾的是，该疾病的死亡率也增加了[139]。这些数据表明，常规治疗偶然发现的小型肾肿块，其临床意义可能不大，也许并不需要积极治疗。事实上，大量的例子已经证明小型肾肿块的增长速度相对缓慢。Haramis 等人回顾了哥伦比亚大学对患有小型肾肿块的患者进行长期随访的经验，发现肿块的平均增长率为每年 0.15 cm，并且只有 4.5% 的患者需要延迟的干预。在这些患者中，没有患者发生远处转移性疾病或因癌症而死亡。其他系列研究亦支持这些数据，并发现经过中位数为 29 个月的随访后，多于三分之一的小型肾肿块呈零净增长[140]。此外，最近的一项 meta 分析确定，接受主动监测的患者与那些接受切除手术或消融疗法的患者发展为转移性疾病的风险是相等的[138]。此外，回顾性资料表明，肿块大小增加后再进行延迟干预，并不影响患者的预后[141]。总而言之，这些数据表明，主动监测对于患有小型肾肿块而又过于虚弱以致无法接受积极干预或不愿意接受此类干预的潜在风险的患者来说，是一个合理的治疗策略。

对老年人转移性疾病的治疗

患有转移性疾病的老年患者最突出的问题之一，就是他们是否能从减瘤性肾切除术中受益。在转移性肾细胞癌的情况下，接受减瘤性肾切除术的老年患者的总生存率与较年轻的患者相类似，虽然这结论是在一个较小的样本量中得出的。然而，对于年龄在 75 岁以上的患者，减瘤性肾切除术与围术期病死率的风险增加有关。

具体来说，Kader 等人发现，对于 75 岁以上的患者，围术期病死率风险达到了 21%，而较年轻的患者围术期病死率风险仅为 1.1%。对于这个年龄段，在有远处转移性疾病的情况下，大手术的风险必须与个体受益的可能性相权衡[142]。

　　在过去的 10 年里，已经有许多具有针对性的全身治疗被批准用于转移性肾癌的治疗。虽然这些疗法不能治愈晚期肿瘤，但可改善肿瘤无进展生存率，最常用于有低肿瘤负荷和良好功能状态的患者[143]。虽然少有专门针对老年人靶向治疗效果的试验研究，现有的数据的确表明老年患者和较年轻的患者有着相似的治疗效果。TARGET 研究的亚组分析是一项对曾经使用全身疗法治疗的患者评价索拉非尼（sorafenib）和安慰剂的疗效比较的随机试验，在大于 70 岁的患者和未满 70 岁的患者中，显示了索拉非尼治疗的相似的中位无进展生存期。不良反应的风险在各年龄组之间是相似的，然而，在老年人中，3 级和 4 级不良反应的风险略高（分别为 45.7% 和 36.7%）[144]。此外，在索拉非尼治疗晚期肾细胞癌的扩大临床试验中，索拉非尼提供给不具备入组临床试验标准的患者，较年轻的患者和较年长的患者相比较，没有发现任何应答率或不良反应的差异[145]。Ⅲ期随机试验比较了舒尼替尼（sunitinib）和干扰素 α 的数据，揭示了较年轻患者和较年长患者的临床受益和客观应答率没有差异。此外，在队列间不良反应没有差别[146]。这些数据表明，对于老年人，常用的转移性肾细胞癌的全身治疗是安全和有效的。确定老年人晚期疾病最佳的治疗模式需要更长的随访期和进一步的调查。

参考文献

1. Etzioni DA, Liu JH, Maggard MA, Ko CY. The aging population and its impact on the surgery workforce. Ann Surg. 2003;238:170–7.
2. Pasetto LM, Lise M, Monfardini S. Preoperative assessment of elderly cancer patients. Crit Rev Oncol Hematol. 2007;64:10–8.
3. Shariat SF, Milowsky M, Droller MJ. Bladder cancer in the elderly. Urol Oncol. 2009;27:653–67.
4. Extermann M, Overcash J, Lyman GH, Parr J, Balducci L. Comorbidity and functional status are independent in older cancer patients. J Clin Oncol. 1998;16:1582–7.
5. Conwell Y, Forbes NT, Cox C, Caine ED. Validation of a measure of physical illness burden at autopsy: the cumulative illness rating scale. J Am Geriatr Soc. 1993;41:38–41.
6. Sanchez-Salas R, Prapotnich D, Rozet F, et al. Laparoscopic radical prostatectomy is feasible and effective in 'fit' senior men with localized prostate cancer. BJU Int. 2010;106:1530–6.
7. Guzzo TJ, Allaf ME, Pierorazio PM, et al. Perioperative outcomes of elderly patients undergoing laparoscopic renal procedures. Urology. 2009;73:572–6.
8. Rubenstein LZ, Stuck AE, Siu AL, Wieland D. Impacts of geriatric evaluation and management programs on defined outcomes: overview of the evidence. J Am Geriatr Soc. 1991;39:8S–16S; discussion 7S–8S.
9. SEER cancer statistics review. (1975–2002). National Cancer Institute. www.seer.cancer.gov/csr/1975_2002 Accessed Feb 2010.
10. Pal SK, Katheria V, Hurria A. Evaluating the older patient with cancer: understanding frailty and the geriatric assessment. CA Cancer J Clin. 2010;60:120–32.
11. Gronberg H. Prostate cancer epidemiology. Lancet. 2003;361:859–64.

12. Jemal A, Siegel R, Xu J, Ward E. Cancer statistics, 2010. CA Cancer J Clin. 2011;60:277–300.
13. Ferlay J, Autier P, Boniol M, Heanue M, Colombet M, Boyle P. Estimates of the cancer incidence and mortality in Europe in 2006. Ann Oncol. 2007;18:581–92.
14. Heinzer H, Steuber T. Prostate cancer in the elderly. Urol Oncol. 2009;27:668–72.
15. Crawford ED. Epidemiology of prostate cancer. Urology. 2003;62:3–12.
16. Mohile SG, Lachs M, Dale W. Management of prostate cancer in the older man. Semin Oncol. 2008;35:597–617.
17. Draisma G, Boer R, Otto SJ, et al. Lead times and overdetection due to prostate-specific antigen screening: estimates from the European Randomized Study of Screening for Prostate Cancer. J Natl Cancer Inst. 2003;95:868–78.
18. Walter LC, Covinsky KE. Cancer screening in elderly patients: a framework for individualized decision making. JAMA. 2001;285:2750–6.
19. Albertsen PC, Moore DF, Shih W, Lin Y, Li H, Lu-Yao GL. Impact of comorbidity on survival among men with localized prostate cancer. J Clin Oncol. 2011;29:1335–41.
20. Boulos DL, Groome PA, Brundage MD, et al. Predictive validity of five comorbidity indices in prostate carcinoma patients treated with curative intent. Cancer. 2006;106:1804–14.
21. Cooperberg MR, Lubeck DP, Meng MV, Mehta SS, Carroll PR. The changing face of low-risk prostate cancer: trends in clinical presentation and primary management. J Clin Oncol. 2004;22:2141–9.
22. Andriole GL, Crawford ED, Grubb 3rd RL, et al. Mortality results from a randomized prostate-cancer screening trial. N Engl J Med. 2009;360:1310–9.
23. Schroder FH, Hugosson J, Roobol MJ, et al. Screening and prostate-cancer mortality in a randomized European study. N Engl J Med. 2009;360:1320–8.
24. Loeb S, Vonesh EF, Metter EJ, Carter HB, Gann PH, Catalona WJ. What is the true number needed to screen and treat to save a life with prostate-specific antigen testing? J Clin Oncol. 2011;29:464–7.
25. Studer UE, Collette L. What can be concluded from the ERSPC and PLCO trial data? Urol Oncol. 2010;28:668–9.
26. Konety BR, Cowan JE, Carroll PR. Patterns of primary and secondary therapy for prostate cancer in elderly men: analysis of data from CaPSURE. J Urol. 2008;179:1797–803; discussion 803.
27. U.S. Preventive Services Task Force. Screening for prostate cancer: U.S. Preventive Services Task Force recommendation statement. Ann Intern Med. 2008;149:185–91.
28. Greene KL, Albertsen PC, Babaian RJ, et al. Prostate specific antigen best practice statement: 2009 update. J Urol. 2009;182:2232–41.
29. Smith RA, Cokkinides V, Brooks D, Saslow D, Brawley OW. Cancer screening in the United States, 2010: a review of current American Cancer Society guidelines and issues in cancer screening. CA Cancer J Clin. 2011;60:99–119.
30. Caire AA, Sun L, Robertson CN, et al. Public survey and survival data do not support recommendations to discontinue prostate-specific antigen screening in men at age 75. Urology. 2010;75:1122–7.
31. Walter LC, Bertenthal D, Lindquist K, Konety BR. PSA screening among elderly men with limited life expectancies. JAMA. 2006;296:2336–42.
32. Lu-Yao G, Stukel TA, Yao SL. Prostate-specific antigen screening in elderly men. J Natl Cancer Inst. 2003;95:1792–7.
33. Zeliadt SB, Hoffman RM, Etzioni R, Gore JL, Kessler LG, Lin DW. Influence of publication of US and European prostate cancer screening trials on PSA testing practices. J Natl Cancer Inst. 2010;103:520–3.
34. Schaeffer EM, Carter HB, Kettermann A, et al. Prostate specific antigen testing among the elderly—when to stop? J Urol. 2009;181:1606–14; discussion 13–4.

35. Roberts CB, Albertsen PC, Shao YH, et al. Patterns and correlates of prostate cancer treatment in older men. Am J Med. 2011;124:235–43.
36. Wong YN, Mitra N, Hudes G, et al. Survival associated with treatment vs observation of localized prostate cancer in elderly men. JAMA. 2006;296:2683–93.
37. D'Amico AV, Whittington R, Malkowicz SB, et al. Biochemical outcome after radical prostatectomy, external beam radiation therapy, or interstitial radiation therapy for clinically localized prostate cancer. JAMA. 1998;280:969–74.
38. Stephenson AJ, Scardino PT, Eastham JA, et al. Preoperative nomogram predicting the 10-year probability of prostate cancer recurrence after radical prostatectomy. J Natl Cancer Inst. 2006;98:715–7.
39. Kattan MW, Potters L, Blasko JC, et al. Pretreatment nomogram for predicting freedom from recurrence after permanent prostate brachytherapy in prostate cancer. Urology. 2001;58:393–9.
40. Kattan MW, Zelefsky MJ, Kupelian PA, Scardino PT, Fuks Z, Leibel SA. Pretreatment nomogram for predicting the outcome of three-dimensional conformal radiotherapy in prostate cancer. J Clin Oncol. 2000;18:3352–9.
41. Stephenson AJ, Kattan MW, Eastham JA, et al. Prostate cancer-specific mortality after radical prostatectomy for patients treated in the prostate-specific antigen era. J Clin Oncol. 2009;27:4300–5.
42. Ficarra V, Cavalleri S, Novara G, Aragona M, Artibani W. Evidence from robot-assisted laparoscopic radical prostatectomy: a systematic review. Eur Urol. 2007;51:45–55; discussion 6.
43. Walsh PC. Anatomic radical prostatectomy: evolution of the surgical technique. J Urol. 1998;160:2418–24.
44. Thompson I, Thrasher JB, Aus G, et al. Guideline for the management of clinically localized prostate cancer: 2007 update. J Urol. 2007;177:2106–31.
45. Droz JP, Balducci L, Bolla M, et al. Management of prostate cancer in older men: recommendations of a working group of the International Society of Geriatric Oncology. BJU Int. 2010;106:462–9.
46. Heidenreich A, Aus G, Bolla M, et al. EAU guidelines on prostate cancer. Eur Urol. 2008;53:68–80.
47. Kerr LA, Zincke H. Radical retropubic prostatectomy for prostate cancer in the elderly and the young: complications and prognosis. Eur Urol. 1994;25:305–11; discussion 11–2.
48. Begg CB, Riedel ER, Bach PB, et al. Variations in morbidity after radical prostatectomy. N Engl J Med. 2002;346:1138–44.
49. Shikanov S, Desai V, Razmaria A, Zagaja GP, Shalhav AL. Robotic radical prostatectomy for elderly patients: probability of achieving continence and potency 1 year after surgery. J Urol. 2010;183:1803–7.
50. Bill-Axelson A, Holmberg L, Ruutu M, Garmo H, Stark JR, Busch C, Scandinavan Prostate Cancer Group Study No. 4, et al. Radical prostatectomy versus watchful waiting in early prostate cancer. N Engl J Med. 2005;352:1977–84.
51. Bill-Axelson A, Holmberg L, Ruutu M, Haggman M, Andersson SO, Bratell S, SPCG-4 Investigators, et al. Radical prostatectomy versus watchful waiting in early prostate cancer. N Engl J Med. 2011;364:1708–17.
52. Widmark A, Klepp O, Solberg A, et al. Endocrine treatment, with or without radiotherapy, in locally advanced prostate cancer (SPCG-7/SFUO-3): an open randomised phase III trial. Lancet. 2009;373:301–8.
53. Kupelian PA, Elshaikh M, Reddy CA, Zippe C, Klein EA. Comparison of the efficacy of local therapies for localized prostate cancer in the prostate-specific antigen era: a large single-institution experience with radical prostatectomy and external-beam radiotherapy. J Clin Oncol. 2002;20:3376–85.

54. Speight JL, Roach 3rd M. Radiotherapy in the management of clinically localized prostate cancer: evolving standards, consensus, controversies and new directions. J Clin Oncol. 2005;23:8176–85.

55. Fiorica F, Berretta M, Colosimo C, et al. Safety and efficacy of radiotherapy treatment in elderly patients with localized prostate cancer: a retrospective analysis. Arch Gerontol Geriatr. 2010;51:277–82.

56. Pignon T, Horiot JC, Bolla M, et al. Age is not a limiting factor for radical radiotherapy in pelvic malignancies. Radiother Oncol. 1997;42:107–20.

57. Nguyen TD, Azria D, Brochon D, et al. Curative external beam radiotherapy in patients over 80 years of age with localized prostate cancer: a retrospective rare cancer network study. Crit Rev Oncol Hematol. 2011;74:66–71.

58. Villa S, Bedini N, Fallai C, Olmi P. External beam radiotherapy in elderly patients with clinically localized prostate adenocarcinoma: age is not a problem. Crit Rev Oncol Hematol. 2003;48:215–25.

59. Ogawa K, Nakamura K, Onishi H, et al. Influence of age on the pattern and outcome of external beam radiotherapy for clinically localized prostate cancer. Anticancer Res. 2006;26:1319–25.

60. Taira AV, Merrick GS, Butler WM, et al. Long-term outcome for clinically localized prostate cancer treated with permanent interstitial brachytherapy. Int J Radiat Oncol Biol Phys. 2010;79:1336–42.

61. Crook JM, Gomez-Iturriaga A, Wallace K, et al. Comparison of health-related quality of life 5 years after SPIRIT: surgical prostatectomy versus interstitial radiation intervention trial. J Clin Oncol. 2011;29:362–8.

62. Roeloffzen EM, Vulpen MV, Battermann JJ, van Roermund JG, Saibishkumar EP, Monninkhof EM. Pretreatment nomogram to predict the risk of acute urinary retention after I-125 prostate brachytherapy. Int J Radiat Oncol Biol Phys. 2011;81:737–44.

63. Keyes M, Miller S, Moravan V, et al. Predictive factors for acute and late urinary toxicity after permanent prostate brachytherapy: long-term outcome in 712 consecutive patients. Int J Radiat Oncol Biol Phys. 2009;73:1023–32.

64. Cooperberg MR, Broering JM, Carroll PR. Time trends and local variation in primary treatment of localized prostate cancer. J Clin Oncol. 2011;28:1117–23.

65. Epstein JI, Walsh PC, Carmichael M, Brendler CB. Pathologic and clinical findings to predict tumor extent of nonpalpable (stage T1c) prostate cancer. JAMA. 1994;271:368–74.

66. Tosoian JJ, Trock BJ, Landis P, et al. Active surveillance program for prostate cancer: an update of the Johns Hopkins experience. J Clin Oncol. 2011;29:2185–90.

67. Klotz L, Zhang L, Lam A, Nam R, Mamedov A, Loblaw A. Clinical results of long-term follow-up of a large, active surveillance cohort with localized prostate cancer. J Clin Oncol. 2010;28:126–31.

68. Warlick C, Trock BJ, Landis P, Epstein JI, Carter HB. Delayed versus immediate surgical intervention and prostate cancer outcome. J Natl Cancer Inst. 2006;98:355–7.

69. O'Brien D, Loeb S, Carvalhal GF, et al. Delay of surgery in men with low risk prostate cancer. J Urol. 2010;185:2143–7.

70. Lynch CF, Cohen MB. Urinary system. Cancer. 1995;75:316–29.

71. Schultzel M, Saltzstein SL, Downs TM, Shimasaki S, Sanders C, Sadler GR. Late age (85 years or older) peak incidence of bladder cancer. J Urol. 2008;179:1302–5; discussion 5–6.

72. Konety BR, Joslyn SA. Factors influencing aggressive therapy for bladder cancer: an analysis of data from the SEER program. J Urol. 2003;170:1765–71.

73. Taylor 3rd JA, Kuchel GA. Bladder cancer in the elderly: clinical outcomes, basic mechanisms, and future research direction. Nat Clin Pract Urol. 2009;6:135–44.

74. Prout Jr GR, Wesley MN, Yancik R, Ries LA, Havlik RJ, Edwards BK. Age and comorbidity impact surgical therapy in older bladder carcinoma patients: a population-based study. Cancer. 2005;104:1638–47.

75. Jones JS, Campbell SC. Non-muscle-invasive bladder cancer. In: Wein AJ, editor. Campbell-Walsh urology. 9th ed. Philadelphia: Saunders Elsevier; 2007. p. 2448–67.

76. Bohle A, Brandau S. Immune mechanisms in bacillus Calmette-Guerin immunotherapy for superficial bladder cancer. J Urol. 2003;170:964–9.

77. Cookson MS, Sarosdy MF. Management of stage T1 superficial bladder cancer with intravesical bacillus Calmette-Guerin therapy. J Urol. 1992;148:797–801.

78. Jimenez-Cruz JF, Vera-Donoso CD, Leiva O, et al. Intravesical immunoprophylaxis in recurrent superficial bladder cancer (Stage T1): multicenter trial comparing bacille Calmette-Guerin and interferon-alpha. Urology. 1997;50:529–35.

79. Hurle R, Losa A, Ranieri A, Graziotti P, Lembo A. Low dose Pasteur bacillus Calmette-Guerin regimen in stage T1, grade 3 bladder cancer therapy. J Urol. 1996;156:1602–5.

80. Sylvester RJ, van der Meijden AP, Lamm DL. Intravesical bacillus Calmette-Guerin reduces the risk of progression in patients with superficial bladder cancer: a meta-analysis of the published results of randomized clinical trials. J Urol. 2002;168:1964–70.

81. Lamm DL, Blumenstein BA, Crissman JD, et al. Maintenance bacillus Calmette-Guerin immunotherapy for recurrent TA, T1 and carcinoma in situ transitional cell carcinoma of the bladder: a randomized Southwest Oncology Group Study. J Urol. 2000;163:1124–9.

82. Marans HY, Bekirov HM. Granulomatous hepatitis following intravesical bacillus Calmette-Guerin therapy for bladder carcinoma. J Urol. 1987;137:111–2.

83. Joudi FN, Smith BJ, O'Donnell MA, Konety BR. The impact of age on the response of patients with superficial bladder cancer to intravesical immunotherapy. J Urol. 2006;175:1634–9; discussion 9–40.

84. Herr HW. Age and outcome of superficial bladder cancer treated with bacille Calmette-Guerin therapy. Urology. 2007;70:65–8.

85. Solana R, Pawelec G, Tarazona R. Aging and innate immunity. Immunity. 2006;24:491–4.

86. Heiner JG, Terris MK. Effect of advanced age on the development of complications from intravesical bacillus Calmette-Guerin therapy. Urol Oncol. 2008;26:137–40.

87. Rawls WH, Lamm DL, Lowe BA, et al. Fatal sepsis following intravesical bacillus Calmette-Guerin administration for bladder cancer. J Urol. 1990;144:1328–30.

88. Gonzalez JA, Marcol BR, Wolf MC. Complications of intravesical bacillus Calmette-Guerin: a case report. J Urol. 1992;148:1892–3.

89. Huang GJ, Stein JP. Open radical cystectomy with lymphadenectomy remains the treatment of choice for invasive bladder cancer. Curr Opin Urol. 2007;17:369–75.

90. Grossman HB, Natale RB, Tangen CM, et al. Neoadjuvant chemotherapy plus cystectomy compared with cystectomy alone for locally advanced bladder cancer. N Engl J Med. 2003;349:859–66.

91. von der Maase H, Sengelov L, Roberts JT, et al. Long-term survival results of a randomized trial comparing gemcitabine plus cisplatin, with methotrexate, vinblastine, doxorubicin, plus cisplatin in patients with bladder cancer. J Clin Oncol. 2005;23:4602–8.

92. Advanced Bladder Cancer (ABC) Meta-analysis Collaboration. Neoadjuvant chemotherapy in invasive bladder cancer: update of a systematic review and meta-analysis of individual patient data advanced bladder cancer (ABC) meta-analysis collaboration. Eur Urol. 2005;48:202–5; discussion 5–6.

93. Schrag D, Mitra N, Xu F, et al. Cystectomy for muscle-invasive bladder cancer: patterns and outcomes of care in the Medicare population. Urology. 2005;65:1118–25.

94. Hollenbeck BK, Miller DC, Taub D, et al. Aggressive treatment for bladder cancer is associated with improved overall survival among patients 80 years old or older. Urology. 2004;64:292–7.

95. Porter MP, Kerrigan MC, Donato BM, Ramsey SD. Patterns of use of systemic chemotherapy for Medicare beneficiaries with urothelial bladder cancer. Urol Oncol. 2011;29:252–8.

96. Carreca I, Balducci L. Cancer chemotherapy in the older cancer patient. Urol Oncol.

2009;27:633–42.

97. Raj GV, Karavadia S, Schlomer B, et al. Contemporary use of perioperative cisplatin-based chemotherapy in patients with muscle-invasive bladder cancer. Cancer. 2010;117:276–82.

98. Chamie K, Hu B, Devere White RW, Ellison LM. Cystectomy in the elderly: does the survival benefit in younger patients translate to the octogenarians? BJU Int. 2008;102:284–90.

99. Fairey A, Chetner M, Metcalfe J, et al. Associations among age, comorbidity and clinical outcomes after radical cystectomy: results from the Alberta Urology Institute radical cystectomy database. J Urol. 2008;180:128–34; discussion 34.

100. Liberman D, Lughezzani G, Sun M, et al. Perioperative mortality is significantly greater in septuagenarian and octogenarian patients treated with radical cystectomy for urothelial carcinoma of the bladder. Urology. 2011;77:660–6.

101. Konety BR, Dhawan V, Allareddy V, Joslyn SA. Impact of hospital and surgeon volume on in-hospital mortality from radical cystectomy: data from the health care utilization project. J Urol. 2005;173:1695–700.

102. Hollenbeck BK, Miller DC, Taub D, et al. Identifying risk factors for potentially avoidable complications following radical cystectomy. J Urol. 2005;174:1231–7; discussion 7.

103. Koppie TM, Serio AM, Vickers AJ, et al. Age-adjusted Charlson comorbidity score is associated with treatment decisions and clinical outcomes for patients undergoing radical cystectomy for bladder cancer. Cancer. 2008;112:2384–92.

104. Donat SM, Siegrist T, Cronin A, Savage C, Milowsky MI, Herr HW. Radical cystectomy in octogenarians–does morbidity outweigh the potential survival benefits? J Urol. 2011;183:2171–7.

105. Tran E, Souhami L, Tanguay S, Rajan R. Bladder conservation treatment in the elderly population: results and prognostic factors of muscle-invasive bladder cancer. Am J Clin Oncol. 2009;32:333–7.

106. Montie JE. Against bladder sparing: surgery. J Urol. 1999;162:452–5; discussion 5–7.

107. Gore JL, Litwin MS. Quality of care in bladder cancer: trends in urinary diversion following radical cystectomy. World J Urol. 2009;27:45–50.

108. Sogni F, Brausi M, Frea B, et al. Morbidity and quality of life in elderly patients receiving ileal conduit or orthotopic neobladder after radical cystectomy for invasive bladder cancer. Urology. 2008;71:919–23.

109. Froehner M, Brausi MA, Herr HW, Muto G, Studer UE. Complications following radical cystectomy for bladder cancer in the elderly. Eur Urol. 2009;56:443–54.

110. Madersbacher S, Mohrle K, Burkhard F, Studer UE. Long-term voiding pattern of patients with ileal orthotopic bladder substitutes. J Urol. 2002;167:2052–7.

111. Hautmann RE, Miller K, Steiner U, Wenderoth U. The ileal neobladder: 6 years of experience with more than 200 patients. J Urol. 1993;150:40–5.

112. Chow WH, Dong LM, Devesa SS. Epidemiology and risk factors for kidney cancer. Nat Rev Urol. 2010;7:245–57.

113. Kane CJ, Mallin K, Ritchey J, Cooperberg MR, Carroll PR. Renal cell cancer stage migration: analysis of the National Cancer Data Base. Cancer. 2008;113:78–83.

114. Tada S, Yamagishi J, Kobayashi H, Hata Y, Kobari T. The incidence of simple renal cyst by computed tomography. Clin Radiol. 1983;34:437–9.

115. Hara AK, Johnson CD, MacCarty RL, Welch TJ. Incidental extracolonic findings at CT colonography. Radiology. 2000;215:353–7.

116. Kouba E, Smith A, McRackan D, Wallen EM, Pruthi RS. Watchful waiting for solid renal masses: insight into the natural history and results of delayed intervention. J Urol. 2007;177:466–70; discussion 70.

117. Jayson M, Sanders H. Increased incidence of serendipitously discovered renal cell carcinoma. Urology. 1998;51:203–5.

118. Luciani LG, Cestari R, Tallarigo C. Incidental renal cell carcinoma-age and stage character-

ization and clinical implications: study of 1092 patients (1982–1997). Urology. 2000;56:58–62.

119. Edwards BK, Brown ML, Wingo PA, et al. Annual report to the nation on the status of cancer, 1975–2002, featuring population-based trends in cancer treatment. J Natl Cancer Inst. 2005;97:1407–27.

120. Verhoest G, Veillard D, Guille F, et al. Relationship between age at diagnosis and clinico-pathologic features of renal cell carcinoma. Eur Urol. 2007;51:1298–304; discussion 304–5.

121. Kutikov A, Fossett LK, Ramchandani P, et al. Incidence of benign pathologic findings at partial nephrectomy for solitary renal mass presumed to be renal cell carcinoma on preoperative imaging. Urology. 2006;68:737–40.

122. Chen DY, Uzzo RG. Optimal management of localized renal cell carcinoma: surgery, ablation, or active surveillance. J Natl Compr Canc Netw. 2009;7:635–42; quiz 43.

123. Karakiewicz PI, Suardi N, Capitanio U, et al. A preoperative prognostic model for patients treated with nephrectomy for renal cell carcinoma. Eur Urol. 2009;55:287–95.

124. Kutikov A, Egleston BL, Wong YN, Uzzo RG. Evaluating overall survival and competing risks of death in patients with localized renal cell carcinoma using a comprehensive nomogram. J Clin Oncol. 2011;28:311–7.

125. Robson CJ, Churchill BM, Anderson W. The results of radical nephrectomy for renal cell carcinoma. J Urol. 1969;101:297–301.

126. Carnevale V, Pastore L, Camaioni M, et al. Estimate of renal function in oldest old inpatients by MDRD study equation, Mayo Clinic equation and creatinine clearance. J Nephrol. 2010;23:306–13.

127. Canter D, Kutikov A, Sirohi M, et al. Prevalence of baseline chronic kidney disease in patients presenting with solid renal tumors. Urology. 2010;77:781–5.

128. Go AS, Chertow GM, Fan D, McCulloch CE, Hsu CY. Chronic kidney disease and the risks of death, cardiovascular events, and hospitalization. N Engl J Med. 2004;351:1296–305.

129. Foley RN, Wang C, Collins AJ. Cardiovascular risk factor profiles and kidney function stage in the US general population: the NHANES III study. Mayo Clin Proc. 2005;80:1270–7.

130. Huang WC, Levey AS, Serio AM, et al. Chronic kidney disease after nephrectomy in patients with renal cortical tumours: a retrospective cohort study. Lancet Oncol. 2006;7:735–40.

131. Thompson RH, Boorjian SA, Lohse CM, et al. Radical nephrectomy for pT1a renal masses may be associated with decreased overall survival compared with partial nephrectomy. J Urol. 2008;179:468–71; discussion 72–3.

132. Russo P. Partial nephrectomy for renal cancer: part I. BJU Int. 2011;105:1206–20.

133. Campbell SC, Novick AC, Belldegrun A, et al. Guideline for management of the clinical T1 renal mass. J Urol. 2009;182:1271–9.

134. Varkarakis I, Neururer R, Harabayashi T, Bartsch G, Peschel R. Laparoscopic radical nephrectomy in the elderly. BJU Int. 2004;94:517–20.

135. Pareek G, Yates J, Hedican S, Moon T, Nakada S. Laparoscopic renal surgery in the octogenarian. BJU Int. 2008;101:867–70.

136. Uzzo RG, Novick AC. Nephron sparing surgery for renal tumors: indications, techniques and outcomes. J Urol. 2001;166:6–18.

137. Choueiri TK, Schutz FA, Hevelone ND, et al. Thermal ablation vs surgery for localized kidney cancer: a surveillance, epidemiology, and end results (SEER) database analysis. Urology. 2011;78:93–8.

138. Kunkle DA, Egleston BL, Uzzo RG. Excise, ablate or observe: the small renal mass dilemma—a meta-analysis and review. J Urol. 2008;179:1227–33; discussion 33–4.

139. Hollingsworth JM, Miller DC, Daignault S, Hollenbeck BK. Rising incidence of small renal masses: a need to reassess treatment effect. J Natl Cancer Inst. 2006;98:1331–4.

140. Kunkle DA, Crispen PL, Chen DY, Greenberg RE, Uzzo RG. Enhancing renal masses with zero net growth during active surveillance. J Urol. 2007;177:849–53; discussion 53–4.

141. Crispen PL, Viterbo R, Fox EB, Greenberg RE, Chen DY, Uzzo RG. Delayed intervention of sporadic renal masses undergoing active surveillance. Cancer. 2008;112:1051–7.

142. Kader AK, Tamboli P, Luongo T, et al. Cytoreductive nephrectomy in the elderly patient: the M. D. Anderson Cancer Center experience. J Urol. 2007;177:855–60; discussion 60–1.

143. Bellmunt J, Negrier S, Escudier B, Awada A, Aapro M. The medical treatment of metastatic renal cell cancer in the elderly: position paper of a SIOG Taskforce. Crit Rev Oncol Hematol. 2009;69:64–72.

144. Eisen T, Oudard S, Szczylik C, et al. Sorafenib for older patients with renal cell carcinoma: subset analysis from a randomized trial. J Natl Cancer Inst. 2008;100:1454–63.

145. Bukowski RM, Stadler WM, McDermott DF, et al. Safety and efficacy of sorafenib in elderly patients treated in the North American advanced renal cell carcinoma sorafenib expanded access program. Oncology. 2010;78:340–7.

146. Motzer RJ, Hutson TE, Tomczak P, et al. Sunitinib versus interferon alfa in metastatic renal-cell carcinoma. N Engl J Med. 2007;356:115–24.

第 10 章　下尿路症状

Ariana L. Smith，Alan J. Wein

（陈培杰　译　刘子明　校）

引言

下尿路由膀胱、尿道、平滑肌、括约肌、盆底肌等相互联系的结构组成，在男性还包括前列腺。下尿路的功能是有效的尿液储存和尿液的自主排出。这些功能通过排尿过程的两个不同阶段完成[1]。

第一阶段：包括膀胱内尿液的充盈和储存，通过如下机制完成。

1. 容纳逐渐增多的尿液，使膀胱内压保持在一个较低水平。

2. 膀胱充盈时有适当的感觉但没有疼痛不适。

3. 膀胱出口在静息状态时保持关闭，尽管腹内压增加。

4. 不出现逼尿肌不自主收缩（involuntary detrusor contraction，IVC）。

第二阶段：包括尿液流出和膀胱完全排空，通过如下机制完成。

1. 持续有力的膀胱平滑肌协同收缩。

2. 盆底肌、尿道括约肌相应地松弛，降低阻力。

3. 无解剖性梗阻。

在正常的生理充盈过程中，膀胱感觉几乎是察觉不到的，抑制性反射阻止膀胱收缩，同时保护性反射增加外括约肌张力。当达到或接近膀胱最大容量时，膀胱充盈的感觉启动膀胱自主排空。膀胱平滑肌协同性收缩，尿道括约肌松弛降低出口阻力、膀胱出口呈漏斗形，使膀胱排空得以完成。在健康成人，调节排尿过程的促进和抑制性神经冲动受意识的控制[2]。

下尿路功能障碍（lower urinary dysfunction），已经替代排尿功能障碍（voiding dysfunction）这个术语，用来描述一大类上述任何一个因素紊乱所导致的异常，包括储尿障碍、排空障碍或两者同时存在。下尿路功能障碍可以导致所谓的下尿路症状（LUTS）[3]。"前列腺疾病"这个术语，之前曾用于任何原因所导致的男性尿路症状，因为此术语会使人误以为这些症状与前列腺之间存在因果关系，目前已经不再用了。

表 10.1　下尿路症状

梗阻症状	膀胱过度活动症状	尿失禁症状
排尿踌躇	尿频	真性尿失禁
尿流力下降	夜尿	压力性尿失禁
排尿间歇	尿急	急迫性尿失禁
排尿费力	急迫性尿失禁	混合性尿失禁
体位依赖的排尿	膀胱过敏	体位性尿失禁
排空不全	排尿困难	夜间遗尿
二次排尿	膀胱痛	持续性尿失禁
尿后滴沥		无知觉尿失禁
尿潴留		性交性尿失禁

　　有时，很多年龄相关的下尿路功能改变会发展成为令人烦恼的下尿路症状。在男性，前列腺随着年龄增加而生长，可导致良性前列腺增大，伴随排尿踌躇、排尿无力、尿不尽等症状，有时直接导致尿潴留。膀胱过度活动症（overactive bladder，OAB）的诊断随着男、女性年龄的增加而增加，症状包括尿急、尿频、夜尿以及急迫性尿失禁（urgency urinary incontinence，UUI）[4]。其他类型的尿失禁在老年人群也很常见，包括压力性尿失禁（stress urinary incontinence，SUI）、充盈性尿失禁和混合性尿失禁。

　　LUTS 症状多种多样，又存在各种症状分类体系，最常见的分类是将 LUTS 症状分为充盈/储尿症状和排尿/排空症状。在本章，症状将分为 3 大类：梗阻相关 LUTS、OAB 相关 LUTS 和尿失禁（表 10.1）。然而，很多患者表现为多种症状，这些症状来自不止一个大类[5]。

梗阻相关 LUTS

　　梗阻相关 LUTS 发生在排尿/排空期或排尿后。患者可有一种或多种不同程度的尿路症状。当症状严重到令人烦恼、影响患者睡眠或导致其感到难堪时，患者一般会来就诊。

　　梗阻性症状描述如下[6]：

　　排尿踌躇是指初始尿流延迟。

　　尿流力降低或排尿无力，是指低于本人之前的或同龄人的尿流力度。

　　排尿间歇是指排尿期有一次或多次的尿流暂停。

　　排尿费力是指需要额外通过 Valsalva 动作、耻骨上压迫或其他增加腹压的方法以启动或维持尿流。

　　体位性排尿是指患者必须保持一个具体体位以增加腹压，促进尿流和膀胱排空。

膀胱排空不全是指排尿后膀胱不能完全排空。

二次排尿或尿后再排尿是指排尿后不久需再次排尿。

尿后滴沥是指排尿后马上出现不自主的尿液滴漏。

尿潴留是指持续的无法排尿。

梗阻症状的病因学

梗阻症状的病因可以是解剖性的，如继发于前列腺增生（男性）、膀胱颈梗阻、尿道狭窄、女性尿道缩窄/纤维化或女性盆腔脏器脱垂。梗阻症状的病因也可以是功能性的，如继发于逼尿肌/内外括约肌协同障碍、膀胱出口硬化、女性Fowler 综合征或膀胱功能差（膀胱收缩力受损）。偶尔，梗阻相关 LUTS 可不存在任何解剖性或功能性的原因。

膀胱出口阻力增加，在男性比女性常见，良性前列腺增大（benign prostatic enlargement，BPE）是首发原因。良性前列腺增生（benign prostatic hyperplasia，BPH）是指发现前列腺腺体或实质的组织病理学增生，几乎发生于所有男性，只要其寿命足够长。前列腺腺体增生的部位在前列腺部尿道周围和附近（即移行带和中央带），导致出现排尿症状（图 10.1）。然而许多男性，病理证实为前列腺增生，却没有排尿症状。BPE 是指前列腺体积变大，但病理检查证实是良性的。良性前列腺梗阻（benign prostatic obstruction，BPO）是良性前列腺增生引起的解剖性膀胱出口梗阻。当组织学还未确定良恶性时，最好使用"BPO 相关LUTS"这个术语[7]。

尸检发现 BPH 的发生率（组织病理学改变）随着年龄的增加而增加，40～50 岁是 25%，50～60 岁是 50%，60～70 岁是 65%，70～80 岁是 80%，80～90岁是 90%[8]。与此类似，通过有效问卷，美国泌尿外科协会症状评分（AUASS）测评的结果为，症状性的 LUTS 发病率随着年龄增加而增加[9]。然而，临床上BPH 表现多种多样，那些组织学有改变的 BPH 患者，仅很小比例需要治疗 LUTS症状。重要的是，前列腺体积大小不与尿动力学证实的梗阻程度以及症状的严重程度呈线性关系，因此不能用作治疗指标[10]。同样，前列腺体积和张力发生不大的变化，也能显著改善 LUTS 症状，这解释了药物何以产生大的治疗效果。

对以 LUTS 症状来就诊的男性患者，基础评估应包括涵盖 LUTS 性质和持续时间的完整病史，以及任何生殖系统或性功能方面的症状、尿道操作或手术史、用药效果等补充病史。体检应包括直肠指诊，用来评估前列腺大小、硬度、是否有结节和肛门括约肌张力。触诊膀胱以排除膀胱失张力，评估会阴和下肢的基本神经运动、感觉功能。用浸过试剂的纤维素片做尿液分析，如果发现异常需做进一步的检查。对于怀疑 BPH 引起的 LUTS 患者，是否常规行前列腺特异性

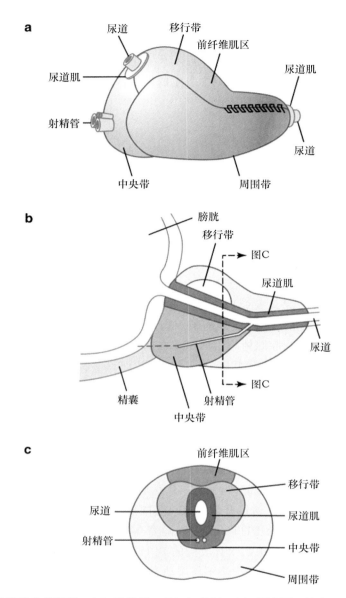

图 10.1 前列腺各带解剖。(a) 示意图，(b) 矢状面，(c) 冠状面 (摘自 Hanno et al[5])

抗原（PSA）检查，尚未统一要求。尽管前列腺症状、组织学、大小与尿流率之间缺乏相关性，但它们与 PSA 之间的重要关系是存在的。在已排除肿瘤的前列腺增生患者，PSA 水平与前列腺总体积相关，是急性尿潴留和最终需要手术的风险预测因子。而且，它可作为预测 BPH 进展和疗效的一个有用参数[11-14]。事实上，前列腺体积更大和 PSA 值更高的患者，其前列腺进一步增大、LUTS 症状加重、急性尿潴留进展以及因此需要外科干预的风险更高。然而，对该人群常规进行 PSA 检查，将不可避免地导致很多不必要的前列腺穿刺活检，并因此引起一些并发症，还将会诊断出临床上相关和不相关的前列腺癌。因此，应与患者讨论 PSA 检查的风险和获益问题。

LUTS 的量化和干扰程度评估被推荐用于初始评价。美国泌尿外科协会症状评分（AUASS）是一个非侵袭性、有效的、可信赖和易回答的指标，与 BPH 所致尿路问题的严重程度相关（表 10.2）。≤7 分，为轻度 LUTS；8～19 分为中度 LUTS；20～35 分为重度 LUTS。附加一个生活质量量表用于评估对生活的干扰程度，为 0～6 分（从高兴到很糟）。这个评分工具可随时用于监测症状，无论患者是否接受治疗均可使用。因 AUASS 并非 BPH 所特异的，所以，它不能用于诊断或筛查 BPH。事实上，膀胱活动过度症的女性患者经常得分很高。在评价怀疑由 BPH 引起的 LUTS 时，PSA 和 AUASS 都不能替代详尽的病史和体格检查。

排尿日记应由患者来完成，包括记录一天的排尿次数、日夜排尿分布、排尿量和摄水情况。其他的参数，如尿急和漏尿出现时也应记录。

BPH 的自然病程特点是症状进展缓慢。约 50% 的情况下，有明显膀胱出口梗阻的患者可出现膀胱过度活动症状，既有储尿症状，又有排尿症状。最近有人提出要早期治疗，以稳定症状、逆转 BPH 的自然进程，避免一些不良后果。大多数人最终因被症状困扰、影响生活质量而寻求治疗。治疗包括通过手术切除增大的前列腺，或用药物降低前列腺张力（α 受体阻滞剂）或体积（5α 还原酶抑制剂）来缓解梗阻。缓解梗阻一般能减少 OAB 症状，虽然这些症状可随着患者的年龄增加再次出现。

原发性膀胱颈梗阻（PBNO）是指膀胱颈在排尿时无法充分开放，以致尿流不畅[15-16]。这在青、中年男性很常见，也可见于妇女、儿童[17-18]。它的症状与前列腺梗阻的表现相似，但查体没有前列腺增大。在很多情况下，患者由于没被诊断出这种疾病，长年接受了包括抗生素等药物在内的多种经验性治疗。尿动力学检查显示排尿时高压低流，X 线检查发现排尿时膀胱颈不能松弛（图 10.2），凭这些可确诊此疾病。初始的治疗可试用 α 受体阻滞剂，然而，最终的缓解常需经尿道膀胱颈切开（TUIBIN）。

膀胱颈挛缩（BNC）一般是医源性的，继发于根治性前列腺切除术、因 BPO 行膀胱出口切开、经尿道前列腺电切或其他 BPO 治疗后。挛缩组织由瘢痕构成，导致排尿时膀胱颈不能开放成漏斗形状。瘢痕组织可发展为完全管腔闭塞，阻止任何液体、尿液及器械通过尿道。药物治疗对膀胱颈挛缩几乎无效，经常需要尿道扩张，或更明确的经尿道膀胱颈切开或切除术。尽管疗效不一，尿道支架已用于此类患者，以避免富有挑战性的尿道成形术。这些治疗的最大风险就是尿失禁，常需后续人工尿道括约肌置换术。然而，人工括约肌置换术需在确定挛缩的膀胱出口已持续开放后进行。顽固性的挛缩需要大的重建手术，如阑尾膀

表 10.2 美国泌尿外科协会良性前列腺增生症状指数（0～35 分）

	从来没有	在 5 次中少于 1 次	不到排尿次数的一半	大约半数	多于半数	几乎每次都是
1. 在最近一个月内，排尿后有尿不尽感的频度	0	1	2	3	4	5
2. 在最近一个月内，尿完后 2 小时内还想排尿的频度	0	1	2	3	4	5
3. 在最近一个月内，排尿时尿流中断然后重新排出的频度	0	1	2	3	4	5
4. 在最近一个月内，憋不住尿的频度	0	1	2	3	4	5
5. 在最近一个月内，尿流无力的频度	0	1	2	3	4	5
6. 在最近一个月内，必须使劲才能把尿排出的频度	0	1	2	3	4	5
	一次都没有	1 次	2 次	3 次	4 次	5 次或更多
7. 在最近一个月内，您从入睡到早起一般需要起来排尿几次？	0	1	2	3	4	5

AUA 症状评分指数：0～7 分轻度，8～18 分中度，19～35 分重度　　Total

尿路症状所致的生活质量

	高兴	满意	大致满意	还可以	不大满意	苦恼	很糟
1. 如果在您今后的生活中始终伴有现在的排尿症状，您感觉如何？	0	1	2	3	4	5	6

生活质量评分（QOL）＝

世界卫生组织（WHO）推荐的生活质量评分

摘自 Wein 等[7]

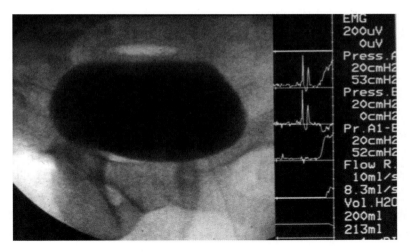

图 10.2　原发性膀胱颈梗阻 X 线透视检查图像，发现排尿时不能形成膀胱漏斗。尿流动力学提示高压（52 cmH₂O）低流（8.3 ml/s）型

胱造口术、膀胱扩大成形术、可控性导尿造口术[19]。永久耻骨上造瘘引流一直用作一种创伤较小的治疗方法。

尿道狭窄在男性、女性患者均可发生，但更多见于男性。它可继发于尿道衣原体或淋球菌类的感染，或尿道器械操作创伤[20]。瘢痕组织使尿道管腔缩窄，狭窄的长度从 1 cm 以下到几厘米不等[21]。梗阻症状进展为尿流变细、膀胱排空不全，在一些患者最终发展为急性尿潴留。并发症包括尿路感染、前列腺炎、附睾睾丸炎、膀胱憩室、膀胱结石、膀胱壁肥厚，最终出现膀胱功能代偿不全和肾输尿管积水[22]。若得不到治疗，可形成尿道周围脓肿，并继发会阴尿道皮肤瘘。尿道狭窄患者的尿流率为平台型低流率图形，提示为一个缓慢的、延长的尿流。尿流率检查在发现尿道狭窄成功治疗后的复发上也有帮助。膀胱残余尿量通常和尿流率一同检查，作为评估排尿效率的方法。确诊尿道狭窄需要行逆行尿道造影（retrograde urethrogram，RUG）或膀胱镜检查。逆行尿道造影结合排尿性尿道造影可显示狭窄的长度和程度。这些检查在尿道重建手术计划中是个重要的步骤。初始治疗一般包括扩张或内镜直视下尿道狭窄内切开术（DVIU）。但是，通过这些方法治愈的患者不足一半[21]。对于那些一开始就想选择疗效更确切的患者而言，尿道成形术疗效更好、成本效益更高。尿道成形术可行尿道端-端吻合术或使用颊黏膜、包皮或其他组织片或材料补片。自家导尿或扩张是一个阻止狭窄复发和将来外科干预的有效方法[23,24]，然而，患者的依从性不足往往限制了它们的应用。尿道支架被一些泌尿外科医师所推崇，但大多数的医师发现其疗效不佳、尿道狭窄易复发，而且支架需要移除时极难移除[25]。如果患者接受过多种处理（包括尿道成形术）但都失败，那么会阴尿道造口术是一个可行的选择，用此术可避免进一步的手术。

在女性患者，膀胱出口梗阻可发生于外部的阴道囊肿、尿道憩室、尿道狭窄或肿瘤生长等对尿道的挤压。膀胱出口梗阻也可能因为尿道纤维化，通常继发于尿道阴道萎缩，导致排尿时不能适当地扩张并形成漏斗。盆腔脏器脱垂由于在膀胱尿道连接处扭曲，也可产生解剖性梗阻。当前，女性的尿道梗阻大部分是医源性的，是各种抗尿失禁方法如吊带、耻骨后悬吊和尿道填充剂等治疗尿失禁的并发症。在女性，尿道梗阻的症状可能模糊不清，经常导致延迟诊断和治疗混乱。尿动力学检查可能有用，但没有确定的压力流率标准用于确诊女性的梗阻。减轻梗阻一般能明显改善排尿症状，但高度怀疑梗阻应给出恰当的诊断，特别是做过盆底重建手术的女性。年轻女性的尿潴留，如果没有神经性疾病，可能是 Fowler 综合征的表现。这种情况一般伴发下腹不适，不能排尿一天或以上，无明显的尿急和膀胱胀感。这些患者经常伴发多囊卵巢综合征。一般，这些患者的膀胱内有 1 升以上的尿液，尿动力学检查显示膀胱收缩乏力。肌电图（EMG）显示特征性的括约肌松弛障碍。唯一可能成功的治疗方法是神经调节，然而，也并非对所有的患者都有效[26]。

逼尿肌括约肌协同失调是指膀胱收缩时，括约肌不能正常地松弛（打开），因此阻止正常的排尿，产生功能性的尿流梗阻。逼尿肌括约肌协同障碍几乎无一例外地发生于骶神经以上神经病变。尿动力学检查时，排尿期间盆底肌电图（EMG）显示活动增加而非降低的梗阻性图形，提示为逼尿肌括约肌协同障碍[27]。Hinman 综合征，一种非神经病变，尿动力学检查有类似表现，表现为在排尿时括约肌的非自主性收缩。这被认为是习得的行为，可通过适当的盆底和生物反馈训练改进。平滑肌括约肌功能障碍，也被称为膀胱颈功能失调，几乎只见于男性，一般与神经性疾病无关，明显的例外是一种在男、女性患者均有的自发性协同障碍。

膀胱出口固定或括约肌张力放松不全，是另一种神经现象。排尿时，尿道括约肌有反应但没放松，括约肌因此而固定，从而阻碍了漏斗形成和尿道的开放。患者通常有尿失禁和膀胱排空不全的混合症状，他们的括约肌不能自主控制。一般情况下，患者会用 Credé 手法排尿（以一手或两手的四指压在耻骨上区，持续压迫膀胱，以增加膀胱内压，使膀胱颈开放）[27]。一个典型的例子就是脊髓发育不良的患者表现为神经源性 LUTS。

膀胱活动低下或膀胱收缩力减退，可能是因为启动和维持正常的膀胱逼尿肌收缩的神经肌肉机制发生了病变。神经反射正常的个体，也出现排尿反射抑制，它可能是精神性的或继发于骨盆或会阴区域神经传入的增加。非神经源性的原因也包括膀胱过度膨胀、药物、严重感染或纤维化所致的膀胱平滑肌功能受损[28]。

提示 OAB 的 LUTS

提示 OAB 的 LUTS，之前称为刺激性 LUTS，现在一般称为 OAB，发生在排尿的充盈/储尿期。过度活动的症状会随着患者的年龄增加而增加，不论男性、女性都是如此。它由如下症状组成，包括尿急、尿频、夜尿、急迫性尿失禁（UUI）。

OAB 症状描述如下[6]：

白天尿频是指比之前正常的排尿次数更多。

夜尿是指夜间需起床排尿 1 次或多次而干扰睡眠。

尿急是指突然出现的难以延迟的强烈尿意。

急迫性尿失禁是指与尿急相关的不自主排尿。

膀胱感觉过敏是指（与以前的经验相比），时间更早或膀胱储尿量更小时就出现尿意。

尿痛是指排尿时有烧灼感或不适。

膀胱痛是指耻骨上或耻骨后疼痛、紧张或不适，疼痛与膀胱相关并且经常随膀胱的充盈而增加，膀胱排空后疼痛可缓解，也可能持续不退。通常，它不是 OAB 症候群的一部分。

OAB 症状的病因学

OAB 综合征是以尿急为主，常伴尿频和夜尿，伴或不伴 UUI，无尿路感染和其他明显的病理变化[6]。充盈期或储尿期膀胱过度活动的原因可能是由于膀胱不自主收缩、逼尿肌顺应性受损或两者均有。膀胱不自主收缩常见于神经性疾病、膀胱出口梗阻、SUI（可能由于尿液流入尿道近端引起膀胱反射性收缩）、盆腔脏器脱垂、膀胱或尿道结石、尿道疾病、增龄、继发于感染或激惹的神经传入增加，或可能是特发性的[28]。在某些患者的充盈/储存期，尿路上皮细胞释放刺激性神经递质特别是乙酰胆碱（ACh）后，不自主的肌肉收缩可能出现[29]。乙酰胆碱激活传入神经受体，导致膨胀感及膀胱充盈感、尿急或疼痛感过早出现或感觉增强。一般认为，在急迫性尿失禁的情况下，会出现膀胱不自主收缩，引起渗漏。尿动力学检查能证实被称作逼尿肌过度活动（detrusor overactivity, DO）的不自主收缩的出现；然而，这个检查并非完美，逼尿肌过度活动可以没有相关的临床表现，高度怀疑有逼尿肌过度活动却可能检测不出来。而且，重复测量结果却经常不一致[30]。已描述过多种可能的 OAB 病理生理机制，包括：①脑桥上的抑制降低；②脊索轴突通路的破坏；③周围神经通路的破坏；④周围神经抑制的缺失；⑤排尿反射通路中兴奋性神经传递的增强；⑥传入冲动增加；

⑦特发性[2]。膀胱顺应性下降经常是神经性疾病的结果，但也可能是各种原因引起的膀胱壁弹性和黏弹性破坏的结果。

刺激性LUTS的基本评价应包括完整病史采集，包括症状性质和持续时间。附加的病史应包括生殖或性方面的症状、既往泌尿道操作或手术史、肉眼血尿、吸烟史和用药情况。男性体检应包括直肠指诊，以评价前列腺大小、硬度、是否有结节和肛门括约肌张力。女性要行盆腔体检以检查子宫或膀胱脱垂程度、尿道高活动度和盆腔肿块。应行膀胱触诊以排除尿潴留，也应做会阴和下肢的感觉、运动基础神经功能评估。纤维素试纸尿液分析如果不正常，应做进一步的检查。若有持续的刺激症状应做尿细胞学检查，并考虑行膀胱镜检查。

排尿日记应由患者完成，记录每天的排尿次数、白天和晚上排尿分布、排尿量和液体摄入情况。若有其他参数，如尿急和漏尿情况也应记录。存在几种有效的调查问卷，对评价初始症状的严重性、干扰度和患者对治疗的反应等方面有帮助。

治疗目标在于降低膀胱活动性或增加膀胱容量，一般通过行为改变，如定时排尿、交替紧缩和放松阴部肌肉的Kegel体操、限制摄入液体和避免能刺激膀胱的饮食等。当患者不胜症状之扰或保守疗法难以控制症状时，可加入抗毒蕈碱药物。

尿频或夜尿的一个少见原因是多尿。多尿是指每日总尿量增加。发病机制包括液体摄入增加（多饮、精神性多饮）、外源性或内源性利尿、中枢性或外周性渗透压调节异常。夜间多尿是指夜间的尿液分泌量比白天的尿量多得不成比例；这在老年人，一个常见的原因是夜间抗利尿激素分泌的减少[31]。

膀胱敏感性增加或膀胱痛可能是膀胱痛综合征/间质性膀胱炎（BPS/IC）的表现，但该诊断需排除其他引起下尿路不适的原因。膀胱痛综合征/间质性膀胱炎的定义为"一种可被感知的与膀胱相关、与下尿路关联的令人不快的感觉（疼痛、压缩感、不适感），症状持续时间超过6周，无感染或其他明确的病因"[32]。治疗目标是增加膀胱容量或降低传入感觉冲动。

尿失禁

尿失禁的定义为不自主的漏尿，一般发生在排尿的充盈/储存期。尿失禁症状随着年龄增加而增加，不论性别，其主诉包含与憋不住尿、急迫性尿失禁、不可感知的漏尿等相关的心理压力。

尿失禁症状描述如下[6]：

尿失禁是指不自主的漏尿。

压力性尿失禁（SUI）是指在咳嗽、喷嚏或体力运动时出现不自主漏尿。

急迫性尿失禁（UUI）是指与尿急相关的不自主漏尿。

混合性尿失禁是指在咳嗽、喷嚏或体力运动时出现不自主漏尿（压力性尿失禁），同时有尿急（急迫性尿失禁）。

体位性尿失禁是指与体位改变相关的不自主漏尿。

夜间遗尿是指睡觉时的不自主漏尿。

持续性尿失禁是指连续性的不自主漏尿。

无知觉尿失禁是指无感觉的漏尿。

性交性尿失禁是指性交时的不自主漏尿。

尿失禁的病因学

尿失禁的病因类型多种多样。两个主要类型为：膀胱功能障碍或逼尿肌活动过度，和尿道功能障碍或出口活动低下。一个简单的分类系统如表 10.3 所示。逼尿肌活动过度的原因可能是神经系统疾病，也可能是由于膀胱出口梗阻、炎症或可伴发这些疾病，还可能是特发性的。结果引起膀胱不自主的收缩、产生相关的尿液渗漏，或膀胱顺应性下降、逼尿肌压力升高超过尿道压导致尿失禁。平滑肌和（或）横纹括约肌的神经支配或结构受损——内括约肌功能不全（intrinsic sphincter deficiency，ISD），或女性膀胱出口的支持组织损害（尿道活动过度），都可导致膀胱出口阻力降低。这些情况可发生于神经系统疾病、手术或机械（产科）损伤，或增龄[28]。另外，尿失禁也可发生于功能性或认知功能障碍或尿道异常通道。

表 10.3　尿失禁的病因类型

Ⅰ. 尿道内尿失禁

　A. 膀胱功能障碍/逼尿肌活动过度

　　1. 不自主收缩

　　2. 顺应性下降

　B. 尿道功能障碍/膀胱出口活动低下

　　1. 尿道活动过度

　　2. 内括约肌功能不全

　C. 功能性尿失禁

　　1. 继发于功能障碍

　　2. 继发于认知障碍

Ⅱ. 尿道外尿失禁

　A. 尿瘘

　　1. 膀胱阴道瘘

　　2. 输尿管阴道瘘

　　3. 尿道阴道瘘

　　4. 直肠尿道瘘

　B. 输尿管异位开口

传统上，女性压力性尿失禁（SUI）被分为两个相对独立的临床实体：尿道活动过度和内括约肌功能不全（ISD）。膀胱出口活动过度被认为是由于膀胱支持组织的薄弱，以致当腹压突然增加时，膀胱出口移位引起关闭功能丧失和漏尿。ISD是指尿道功能不全，特别是括约肌功能下降，以致在某些情况下尿道关闭压低于膀胱压[28]。

现在认为，压力性尿失禁的分类并非完全独立，不同的类型可以不同程度地同时出现在大多数患 SUI 的女性身上。而且，这种分类已经失去了它的价值，因为并非某类型的压力性尿失禁专用某种治疗方式。当今，即使病因不同，但治疗一般是相同的。理论上，男性尿失禁应与女性尿失禁的病因相似。但是，从未发现膀胱颈和尿道活动过度能作为男性尿失禁的病因。男性尿道 ISD 被认为是神经系统疾病、手术或机械性创伤、增龄的结果，其中前列腺疾病的手术治疗是最常见的原因。

急迫性尿失禁（UUI）已在上面的活动过度性 LUTS 中描述。

混合性尿失禁一般是由于导致 SUI 和 UUI 的联合性缺陷所致。针对各个因素的联合治疗一般很有效。

夜间遗尿症在儿童中最常见。在成人，它可能是 OAB 综合征的一部分，本质上源于睡眠时的 UUI。它也可能是睡眠辅助手段和其他精神药物过度镇静的结果。在夜间多尿的情况下，由于夜间尿量过多，也可出现夜间遗尿症。保守疗法包括夜间定时闹钟叫醒排尿、限制液体摄入等保守方法，以及下肢水肿的治疗（如果有的话）。当这些治疗无效，可用抗利尿激素以减少夜间尿量。

持续性尿失禁可能是尿路瘘管、尿道腐蚀和充溢性尿失禁的结果。针对尿路瘘管的治疗常能治愈此类尿失禁，然而，对高度怀疑的患者必须进一步明确诊断。尿道腐蚀一般发生在长期留置导尿管的患者，他们一般患有导致尿潴留的神经系统疾病，正是尿潴留促使导尿管的初始置入。这些患者可尝试行尿道重建，但一般需要行膀胱颈关闭、尿流改道。充溢性尿失禁一般是膀胱出口梗阻的结果，充溢性尿失禁的缓解有赖于原发疾病的有效解决。对有些患者来说，自家间歇性导尿能改善症状，是一个相对无创的治疗选择。

无知觉尿失禁发生于神经系统疾病患者、老年人或非常年轻的人。患者诉说感觉不到尿流，但有潮湿的感觉。这类尿失禁的治疗可能最有挑战性，因为往往之前提及的任何治疗策略都不奏效。当其他所有尝试都失败时，可与患者商讨膀胱颈关闭耻骨上留置引流、回肠膀胱术等治疗手段。

性交性尿失禁可由性交时或性高潮时 SUI 或 UUI 导致。虽然还有争论，并且高质量的数据很少，但最近的一篇文章总结了收集到的证据，提出"性交性尿失禁可分为两个部分：如果漏尿发生在插入时，它可能是解剖缺陷的结果；而性高潮时的尿失禁可能与逼尿肌不自主收缩有关，此种逼尿肌不自主收缩由性高潮或者括约肌缺陷导致的尿道不稳定所引发"[33]。孤立的性交性尿失禁并不常见，一般来讲，应根据伴发的症状和严重程度来治疗。

参考文献

1. Wein AJ, Levin RM, Barrett DM. Voiding function: relevant anatomy, physiology, and pharmacology. In: Duckett JW, Howards ST, Grayhack JT, Gillenwater JY, editors. Adult and pediatric urology. St. Louis: Mosby; 1991. p. 933–99.
2. Wein AJ. Pathophysiology and classification of lower urinary tract dysfunction: overview. In: Wein AJ, Kavoussi LR, Novick AC, Partin AW, Peters CA, editors. Campbell-Walsh urology. 10th ed. Philadelphia: Elsevier Saunders; 2011. p. 1834–46.
3. Abrams P. New words for old: lower urinary tract symptoms for "prostatism". BMJ. 1994;308(6934);929–30.
4. Stewart WF, Van Rooyen JB, Cundiff GW, Abrams P, Herzog AR, Corey R, Hunt TL, Wein AJ. Prevalence and burden of overactive bladder in the United States. World J Urol. 2003;20(6):327–36.
5. Irwin DE, Milsom I, Hunskaar S, et al. Population-based survey of urinary incontinence, over-active bladder, and other lower urinary tract symptoms in five countries: results of the EPIC study. Eur Urol. 2006;50(6):1306–14; discussion 1314–5.
6. Haylen BT, de Ridder D, Freeman RM, Swift SE, Berghmans B, Lee J, Monga A, Petri E, Rizk DE, Sand PK, Schaer GN. International Urogynecological Association, International Continence Society. An International Urogynecological Association (IUGA)/International Continence Society (ICS) joint report on the terminology for female pelvic floor dysfunction. Neurourol Urodyn. 2010;29(1):4–20.
7. Wein AJ, Lee DI. Benign prostatic hyperplasia and related entities. In: Hanno PH, Malkokwicz SB, Wein AJ, editors. Penn clinical manual of urology. Philadelphia: Elsevier; 2007. p. 479–521.
8. Guess HA, Arrighi HM, Metter EJ, Fozard JL. Cumulative prevalence of prostatism matches the autopsy prevalence of benign prostatic hyperplasia. Prostate. 1990;17(3):241–6.
9. Oishi K, Boyle P, Barry M, et al. Epidemiology and natural history of benign prostatic hyper-plasia. In: 4th International Consultation on Benign Prostatic Hyperplasia. Plymouth (UK): Plymbridge Distributors Ltd; 1998.p. 23–59.
10. Blaivas JG. The bladder is an unreliable witness. Neurourol Urodyn. 1996;15(5):443–5.
11. Cg R. The utility of serum prostatic-specific antigen in the management of men with benign prostatic hyperplasia. Int J Impot Res. 2008;20 Suppl 3:S19–26.
12. Bohnen AM, Groeneveld FP, Bosch JL. Serum prostate-specific antigen as a predictor of pros-tate volume in the community: the Krimpen study. Eur Urol. 2007;51(6):1645–52; discussion 1652–3.
13. Cg R. BPH progression: concept and key learning from MTOPS, ALTESS, COMBAT, and ALF-ONE. BJU Int. 2008;101 Suppl 3:17–21.
14. Lieber MM, Roberts RO. Prostate volume and prostate specific antigen in the absence of pros-tate cancer: a review of the relationship and prediction of long-term outcomes. Prostate. 2001;49(3):208–12.
15. Marion G. Surgery of the neck of the bladder. B J Urol. 1933;5:351–7.
16. Turner-Warwick R, Whiteside CG, Worth PHL, et al. A urodynamic view of the clinical prob-lems associated with bladder neck dysfunction and its treatment by endoscopic incision and transtrigonal posterior prostatectomy. B J Urol. 1973;45:44–59.
17. Diokno AC. HJ, Bennett CJ. Bladder neck obstruction in women: a real entity. J Urol. 1984;132:294–8.
18. Smey P, King LR, Firlit CF. Dysfunctional voiding in children secondary to internal sphincter dyssynergia: treatment with phenoxybenzamine. Urol Clin North Am. 1980;7:337–47.

19. Westney OL. Salvage surgery for bladder outlet obstruction after prostatectomy or cystectomy. Curr Opin Urol. 2008;18(6):570–4.

20. Beard DE, Goodyear WE. Urethral stricture: a pathological study. J Urol. 1948;59:619–26.

21. Mundy AR, Andrich DE. Urethral strictures. BJU Int. 2011;107(1):6–26.

22. Romero Perez P, Mira Llinaries A. Complications of the lower urinary tract secondary to urethral stenosis. Actas Urol Esp. 1996;20:786–93.

23. Harriss DR, Beckingham IJ, Lemberger RJ, Lawrence WT. Long-term results of intermittent low-friction selfcathetersation in patients with recurrent urethral strictures. Br J Urol. 1994;74:790–2.

24. Smith AL, Ferlise VJ, Rovner ES. Female urethral strictures: successful management with long-term clean intermittent catheterization after urethral dilatation. BJU Int. 2006;98(1):96–9.

25. Palminteri E. Stents and urethral strictures: a lesson learned? Eur Urol. 2008;54:498–500.

26. Kavia RB, Datta SN, Dasgupta R, Elneil S, Fowler CJ. Urinary retention in women: its causes and management. BJU Int. 2006;97(2):281–7.

27. Wein AJ. Lower urinary tract dysfunction in neurologic injury and disease. In: Wein AJ, Kavoussi LR, Novick AC, Partin AW, Peters CA, editors. Campbell-Walsh urology. Philadelphia: Saunders; 2007. p. 2011–44.

28. Wein AJ, Moy ML. Voiding function and dysfunction; urinary incontinence. In: Hanno PH, Malkokwicz SB, Wein AJ, editors. Penn clinical manual of urology. Philadelphia: Elsevier; 2007. p. 341–478.

29. Andersson K-E, Chapple CR, Cardozo L, et al. Pharmacological treatment of urinary incontinence. In: Abrams P, Cardozo L, Khoury S et al., editors. Incontinence. 4th ed. Paris: Health Publications Ltd; 2009. p. 631–99.

30. Abrams P, Drake M. Overactive bladder. In: Wein AJ, Kavoussi LR, Novick AC, Partin AW, Peters CA, editors. Campbell-Walsh urology. Philadelphia: Saunders; 2007. p. 2079–90.

31. Hirayama A, Torimoto K, Yamada A, Tanaka N, Fujimoto K, Yoshida K, Hirao Y. Relationship between nocturnal urine volume, leg edema, and urinary antidiuretic hormone in older men. Urology. 2011;77(6):1426–31.

32. Hanno PM, Burks DA, Clemens JQ, Dmochowski RR, Erickson D, Fitzgerald MP, et al. AUA guideline for the diagnosis and treatment of interstitial cystitis/bladder pain syndrome. J Urol. 2011;185(6):2162–70.

33. Serati M, Cattoni E, Braga A, Siesto G, Salvatore S. Coital incontinence: relation to detrusor overactivity and stress incontinence. A controversial topic. Neurourol Urodyn. 2011;30(8):1415.

第11章 老年性功能

Philip T. Zhao，Daniel Su，Allen D. Seftel

（刘子明 译 陈国宁 校）

引言

　　2009 年美国 65 岁或 65 岁以上的老年人口已超过 3960 万。至 2020 年，有望达到 5500 万[1]。美国老年人对于性的理解很有限，因为性包括性功能、性行为活动、性伴侣态度以及一般健康情况等多方面内容[2]。随着男性和女性年龄增长，他们可能对于影响性健康的疾病更为易感。尽管疾病和年龄的增长会减少性活动，但大量的研究显示许多老年人甚至在八十和九十高龄时仍然进行性交等性行为。在一项里程碑式的研究中，Laumann 等[3]详述了在一个更为年轻的男性和女性人群队列中存在着性功能障碍。资料分析源于全国健康和社会生活调查，这是一项关于美国成年人性行为的在人口统计学上有代表性的概率样本研究，于1992 年进行。参加此次全国性样本调查的包括 1749 名女性和 1410 名男性，研究时年龄段为 18～59 岁。大约 43％女性存在性功能障碍，稍多于男性（31％），且性功能障碍与某些人口统计学特征相关，包括年龄和受教育程度。Lindau 等调查了一个年龄更大的人群队列，报告显示 74 岁以上人群的性活动频率与 1992 年全国健康和社会生活调查中的 18～59 岁人群相似，但经受着更高比率（＞50％）的性问题困扰[4]。

　　性问题十分令人困扰，对衰老和性的误解又很多，其结果是，大约 1/4 性活跃的老年人会抑制他们的性活动，其中许多人不与他们的医生讨论这些问题。虽然对于改善性功能以及降低发病率的药品和设备而言，在老年人群中存在着一个巨大的和不断增长的市场，但药物治疗和手术治疗可能不适合于每个人。因此，医生的专业知识和患者的受教育程度在改善患者咨询以及处理可治愈的性问题方面应发挥积极作用。

关于老年人的性误解

要充分诊断和治疗老年人的性问题,存在许多阻碍,其中重要的一方面便是关于老年人的由来已久的性误解——老年人被模式化成这样的人:他们行动缓慢,思维迟钝,难得探讨或享受自己的性欢愉。与广泛接受的信念和文化、社会观念相反,老龄化的人群其实是在继续享受他们性的欢愉。常见的误解包括:勃起功能障碍(erectile dysfunction,ED)是衰老过程的一个正常部分;老年人没有性欲望或性能力;老年人身体虚弱以致不敢试图性交或实际情况不允许而行为反常[5]。此外,媒体反复提一些陈词滥调,诸如"下流的老人",并且将有性需求的老人描绘成负面形象[5]。他们不仅伤害了这个国家人群中很大一部分老人,也伤害了帮助和治疗这些老年患者的医务人员。为了建设一个健康的社会以及融合不断增长的老年人群,在涉及老年人的性相关问题时,公众应思想开放,具有包容的精神。

许多因素与对性有影响的老龄化纠结在一起。这些因素并无性别差异。在老龄化过程中,许多问题既影响男性,也影响女性。许多生活压力,诸如职业、财务问题、身心疲惫以及药物和乙醇的滥用都会对性产生极大影响[6]。

男性和女性在衰老过程中存在着明显的心理和生理周期的不一致。老年男性通常比同龄的女性更倾向于涉及性关系;一项研究显示78%的75~85岁男性处于婚姻状态或保持性关系,对比同年龄段女性只有40%[4]。这个巨大的差距可能归因于年龄结构等几个因素。女性更倾向于将性视为生活中以及与男性关系中不太重要的部分。一项针对40~80岁人群的跨国调查表明,女性将性的认知和情感方面以及总的愉悦水平置于优先地位,将其视为主观性幸福中更为重要的组成部分[7]。女性人群也报告了更高比例的性愉悦感的缺失。尽管性问题同样困扰男性和女性,女性比男性更少与她们的医生讨论这些问题[8]。这些问题包括:患者不愿发起对性问题的讨论、与医生的交流能力较差、医生与患者的性别和年龄差异,以及对于女性性生活采取消极态度(尤见于老年人)[9-10]。

老年患者的性反应周期

人类性反应周期包括四个阶段——兴奋期、平台期、高潮期和消退期。这四个阶段也随着年龄的增长发生着改变[11-12]。性兴奋期依赖于大量的视觉、听觉、嗅觉以及记忆刺激。平台期有赖于性唤起的持续和强化。高潮期出现典型的性高潮节律性肌肉收缩。消退期为性高潮后身体和情绪的放松过程。

随着男性和女性年龄的增长,这些阶段也发生着极大的变化,它们在每一层次上影响着性能力。对于女性而言,随着年龄的增长,兴奋期和平台期逐渐延长。因为阴道润滑液的产生显著减少，需要延长时间以获得足够的阴道润滑。而由于阴道黏膜的萎缩以及肌肉张力和弹性的降低，女性性高潮收缩的次数和强度也在减低。同时，消退期的长度也会显著缩短。从解剖学上来讲，阴道组织的萎缩会缩小阴道的长度和宽度，外阴萎缩，阴蒂变小。雌激素水平的显著下降在绝经期后女性性功能变化中起到重要作用。对于一些绝经期后的女性而言，生育能力的丧失既会减少性交的兴趣，也会因为不再担心怀孕而增加对性活动的渴望[13]。

对于老年男性而言[14]，性反应的所有四个阶段都会随着年龄的增长逐渐缩短。为了在性活动中获得和维持足够的阴茎勃起，常需要更长的阴茎刺激时间。平台期常会延长，而从性高潮至射精的过渡常会更短。随着肌肉收缩减弱以及过渡期缩短，性高潮常会弱化。相对于青年男性，老年男性射精量亦会显著减少[15]。在消退期，阴茎疲软发生更加频繁和快速。两次勃起之间的不应期也会相对延长[16]。当然，所有这些改变都与雄激素水平降低有着密切关系，因为雄激素是维持男性性欲和性功能的主要因素。

心理问题

影响老年人群性功能的心理问题包括个人生活的性经历、生活满意度水平、自尊和自信心水平、身体意象和总的性态度。既往的生活安排以及配偶或重要的他人的故去，会就未来的性关系方面，给伴侣中尚存的一方提出挑战，造成一些心理问题[17]。抑郁既能影响男性，也能影响女性，并会带来一些持续的心理暗示，这些暗示会大大降低对建立性关系的兴趣和能力[17]。

老年患者性功能障碍的流行病学

对老年人群性问题的流行病学情况以及发生率近期才有相关报告。收集相关资料的障碍包括调查的主题十分敏感，访谈可能令人尴尬而难以开展，调查的回应率太低，以及自我报告会有偏倚等。除了上面讨论过的 Laumann 和 Lindau 的研究以外，最近进行的一项大型的卓有成效的报告是"全球性态度和性行为研究"[7]。这项大型的多国研究通过采用标准化的问卷收集了 27 500 位 40～80 岁男性和女性的资料。研究者发现在过去的一年内超过 80% 的男性和 65% 的女性仍有性交。男性最常见的性功能障碍是勃起功能障碍（10%）和早泄（14%）。对于女性而言，缺乏性欲（21%）、不能达到性高潮（16%）、阴道润滑不足（16%）是最常见的性问题。超过 28% 的男性和 39% 的女性至少受到一种性功能障碍的影响。这项研究发现性欲和性能力广泛存在于老年人群之中；性功能障碍发生率相当高且常随着年龄增长而升高，特别是在男性人群中。

老年女性性功能障碍

老年女性性功能障碍的发生率难以特征化，这主要归因于女性性功能障碍（female sexual dysfunction，FSD）诊断的模糊性。Laumann 分析了全国健康和社会生活调查的资料，这是一项 1992 年进行的在人口学上有代表性的美国成年人性行为样本研究。一项全国 18～59 岁的 1749 位女性和 1410 位男性样本调查显示，43％的被调查女性存在性功能障碍。在参与研究的女性中，未受此问题困扰的女性大约占 58％，性欲低下占 22％，性唤起障碍约占 14％，性交痛占 7％。

"全球性态度和性行为研究"[7]采用标准化的问卷收集了 27 500 位 40～80 岁男性和女性的资料。研究结果表明 21％女性缺乏性欲，16％不能达到性高潮、16％缺乏足够润滑，这三项是最常见的性问题。FSD 的诊断存在限制性的定量和定性标准。然而研究支持阴道萎缩不仅是性功能障碍的原因，而且也是排尿功能障碍的原因。这些状况在绝经期后的女性中常伴随着情感幸福和日常生活问题[18]。

一项近期的研究评估了美国妇女中性欲低下和功能减退性性欲障碍（hypoactive sexual desire disorder，HSDD）的流行情况，集中研究了她们的绝经情况[19]。研究人员采用了横断面研究。对 2207 位30～70岁有稳定性关系（≥3 个月）的美国家庭主妇进行电话随访。其中 755 位为绝经期前妇女，552 位为自然绝经妇女，637 位为手术绝经妇女。性欲低下采用《女性性功能简介》（*Profile of Female Sexual Function*）中关于性欲的部分来定义，HSDD 则采用《女性性功能简介》和《个人苦恼量表》（*Personal Distress Scale*）定义。女性性欲低下的患病率从绝经期前的 26.7％上升到自然绝经期的 52.4％。HSDD 患病率在手术绝经妇女中比例最高，达 12.5％。与绝经期前妇女相比，并考虑到年龄、种族、受教育程度和吸烟情况，HSDD 患病率在手术绝经妇女中达到 2.3（95％可信区间 1.2～4.5），在自然绝经妇女中达到 1.2（0.5～2.8）；性欲低下患病率在手术绝经期妇女和自然绝经妇女中分别达到 1.3（0.9～1.9）和 1.5（1.0～2.2）。

最近从 Rancho Bernardo 的研究中获得的资料支持了上述结果。该项研究中 1303 位老年女性接受了关于一般健康情况、近期性活动、性满意度的女性性功能指数（FSFI）问卷调查。921 位 40 岁及以上女性对象中有 806 位（占 87.5％）回答了关于近期性活动的问题。中位年龄 67 岁，平均绝经期 25 年，大部分为中上阶层，57％至少受过 1 年大学教育，90％报告健康状况良好。接近一半人（49.8％）在过去 1 个月内（与/不与性伴侣）有过性行为。虽然有 1/3 的人存在性欲低、非常低或没有，她们中大多数人在多数情况下存在性唤起（64.5％）、润滑（69％）和性高潮（67.1％）。尽管性唤起、润滑和性高潮会随着年龄增长而下降，最年轻（＜55 岁）和最年老（＞80 岁）的妇女均存在较高的性高潮满意度。更多的性唤起、润滑和性高潮与性交过程中的情感交流有关，而与雌激素治疗无关。总的来说，2/3 的性活跃妇女比较或非常满意她们的性生活，而非性活跃妇女中只有一半[20]。

绝经期女性的激素问题

绝经期的定义是规律月经的永久中止，通常发生于 45～55 岁之间，雌激素缺乏常作为其最初的诊断标志[18,21]。绝经期症状包括潮热、性功能障碍、情绪紊乱和泌尿生殖系统的症状，它增加了心血管、骨骼肌肉、精神心理疾病的风险。卵泡刺激素（FSH）水平超过 40 常作为其诊断标准，然而 FSH 水平从绝经期前、围绝经期、绝经期的过渡中变化波动相当大，并不是评价绝经期情况最精确的方式[18]。如果绝经期发生在 40 岁以前，通常被认为是病态的，应该进行检查。这意味着卵巢功能早衰，常继发于自体免疫性卵巢炎[18]。双侧卵巢切除术亦可能诱发绝经。

尽管绝经所引起的变化在大部分情况下被认为是不利的，但某些妇女可能会因为从怀孕的恐惧中解脱而觉得轻松，其他人会经历性功能和女性魅力的心理落差。伴随着绝经的阴道变化可能会导致性交困难和性经历的恶化。低雌激素水平使得绝经期妇女易患萎缩性阴道炎，以及发生更多阴道感染的机会，后者往往伴随着瘙痒、灼热、阴道分泌物增多等症状[18,21]。

由于雌激素替代治疗（estrogen replacement therapy，ERT）可以防治骨质疏松和心血管病，其作为控制女性更年期症状的主要治疗方式已有几十年了。然而，新的资料——《女性健康倡议——单用雌激素试验》显示 ERT 可能增加健康妇女心血管事件、脑血管疾病以及静脉血栓栓塞的风险[22]，同时 ERT 也带来更高的乳腺癌和子宫癌风险[23]。因此，当前的焦点集中于在不使用雌激素的情况下控制骨质疏松、绝经期后抑郁以及性功能障碍的症状。

老年男性性功能障碍：勃起功能障碍、射精功能障碍和男性雄激素问题

流行病学：勃起功能障碍（ED）是指在性活动中不能达到或维持足够阴茎勃起以完成满意性交。ED 被认为是老年男性最主要的性功能障碍。全世界大约有 1.52 亿男性以及美国有 3000 万男性受此问题困扰。到 2025 年，全世界 ED 患者可能达到 3.22 亿[24-25]。据估计在 50～59 岁男性中 ED 发生率大概为 20%。可能有 1800 万名 40～70 岁美国男性受到不同程度的 ED 影响[24-25]。已证实 ED 发病率随年龄增长而升高[25-28]。基于马萨诸塞州男性老龄化研究[28]——几项大型、卓有成效的有关此方面的流行病学研究之一，ED 的粗发病率为 25.9/1000 人·年。ED 年发病率随年龄每增加 10 岁而增长。在 40～49 岁的美国男性为 12.4/1000 人·年，50～59 岁美国男性为 29.8/1000 人·年，60～69 岁美国男性为

46.5/1000 人·年[28] (图 11.1)

射精功能障碍： 在老年男性，射精功能障碍既可表现为射精过快也可表现为射精延迟。两种情况在流行病学上都难以量化。老年男性的射精延迟（这种情况并不能很好地根据时间来定义）最可能是影响射精反射通路的神经病变和前列腺环境变化的综合表现。这些神经病变可能源于糖尿病、维生素缺乏、脊柱疾病、中枢神经系统疾病、甲状腺问题、经尿道前列腺电切术后和可能影响盆腔神经的盆腔手术如根治性前列腺切除术等，或上述情况的综合。对于青年男性，前列腺主要是生殖器官。随着年龄增长，它逐渐纤维化而较少发挥腺体功能，因而分泌减少，这可能导致"延迟"射精。青年男性的非器质性延迟射精通常被认为是心因性的，而老年男性的延迟射精则不太可能是心因性的。一般情况下，延迟射精对治疗来说具有挑战性。因为上面提及的许多疾病过程都是慢性的，而由此引起的延迟射精也难以纠正。

老年男性的早泄也是令人费解的[29]。因为大量文献报告对"正常"射精时间

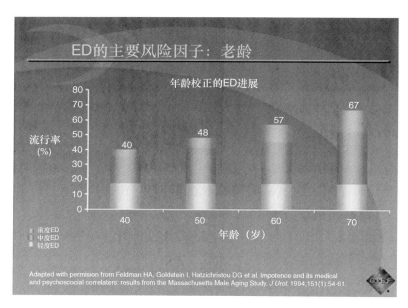

图 11.1（见书后彩图） 里程碑式的马萨诸塞州男性老龄化研究（MMAS）[28]，一项以社区为基础的观察性研究，涉及近 3000 例 40～70 岁的男性。研究表明，ED 是一种高发生率的、年龄相关的进展性疾病。观察对象（$n=1290$）被要求回答旨在评价 ED 程度的性功能问卷。轻度 ED 定义为"通常能获得和保持勃起"，中度 ED 定义为"有时能获得和保持勃起"，重度则为"难以获得和保持勃起"[1]。ED 的自我评估可表现为性交中较高频率的勃起困难、每月较低频率的性行为和勃起次数，以及自身和伴侣较低程度的性满意度。在该项研究中，40 岁男性大约 40% 存在 ED，而到 70 岁时该比例达到 67%。年龄是唯一的变量，并被证实为一个具有显著统计学意义的 ED 预测因子（$P<0.0001$）

的界定并不一致，早泄的定义有些难以捉摸[30]。在一项大型、多国的研究中，阴道内射精潜伏期（IELT，是测量早泄时必不可少的）表现为偏态分布，其几何平均数为 5.7 min，中位数为 6 min（范围：0.1～52.1 min）。土耳其男性中位 IELT 最短（4.4 min），英国男性中位 IELT 最长（10 min）。包皮环切术和使用避孕套并不会对 IELT 中位值产生显著影响。那些对他们的潜伏期不满意的人群其 IELT 中位值常略低于 5.2 min。

早泄传统上是用射精时间来定义的。勃起后 1～2 min 射精并因此而苦恼是目前早泄定义的两个组分。尽管阴道内射精潜伏期常被用作早泄的判断标准，早泄的定义与阴道插入并无直接联系[31]。

请再次回顾以前所讨论的资料。Laumann 等[3] 详述了更为年轻的男性和女性人群中存在着性功能障碍，资料分析源于全国健康和社会生活调查，一项1992 年进行的在人口学上有代表性的美国成年人性行为样本研究。共有 18～59 岁的 1749 位女性和 1410 位男性参与此项研究。调查显示 43% 女性存在性功能障碍，高于男性的 31%。并且性功能障碍与某些人口特征相关，包括年龄和受教育程度。在青年男性人群中，最常见的性功能障碍是早泄。

快速射精可能是勃起功能障碍的后果，因此一旦 ED 改善，早泄可能随之改善。对于老年男性来说，早泄可能是终生的，也可能新近才出现。对于青年男性而言，早泄可能在某种程度上与遗传因素有关。Jern 等注意到在一项 1196 对 33～43 岁芬兰孪生兄弟的人口样本研究中，早泄与遗传因素有中度的相关性（28%）[32]。这种遗传关系在老年男性中并未存在。

性激素问题：逐渐老年化的男性中，性激素问题影响性欲、勃起和射精[33]。最常见的男性性激素问题是睾酮水平下降。其他的功能失调诸如甲状腺功能紊乱并不常见。关于甲状腺功能紊乱的资料是有限的，但一项最近的研究提供了以下资料：48 位成年男性，其中 34 位甲状腺功能亢进，14 位甲状腺功能减退。研究对象平均年龄为 43.2±12.1 岁（年龄范围 22～62 岁）。甲状腺功能亢进患者（n =34）与甲状腺功能减退患者（n=14）的年龄并无显著差异。在甲状腺功能亢进男性中，性欲低下、射精延迟、早泄以及 ED 的发生率分别为 17.6%、2.9%、50% 和 14.7%；而在甲状腺功能减退患者中，性欲低下、射精延迟及 ED 的发生率均为 64.3%，早泄发生率为 7.1%。甲状腺功能亢进患者甲状腺激素正常化后，早泄发生率由 50% 下降至 15%，而近一半甲状腺功能减退患者治疗后延迟射精得以改善。甲状腺功能亢进患者治疗后射精潜伏期会延长 1 倍，从（2.4±2.1）min 延长至（4.0±2.0）min；而甲状腺功能减退患者治疗后射精潜伏期由（21.8±10.9）min 降至（7.4±7.2）min（两者均 $P<0.01$）。这项研究队列有一部分中青年男性，平均年龄 43 岁，因此其结论可能并不适用于老年男性[34]。

随着逐渐衰老，男性血清睾酮水平逐渐下降。在老年男性，这种下降又称为睾酮缺乏或性腺功能减退症，引起人们很大兴趣。老年男性睾酮水平下降通常与性生活满意度以及总体幸福感降低有关。性腺功能减退症定义如下[35]：男性性腺功能减退症是一种源于下丘脑-垂体-性腺轴在某一或多个水平发生功能紊乱，导致睾丸不能产生生理水平的睾酮（雄激素缺乏）和正常数量精子的临床综合征。

性腺功能减退症分类[35]：下丘脑-垂体-性腺轴在睾丸水平的异常会导致原发性睾丸功能减退。而下丘脑或垂体中枢性缺陷将导致继发性睾丸功能减退。性腺功能减退症也可能同时反映了睾丸和垂体的双重缺陷。原发性睾丸功能减退将导致低水平睾酮、生精功能损害以及促性腺激素水平升高。继发性睾丸功能减退也会导致低水平睾酮、生精功能损害以及低或低-正常促性腺激素水平。混合性睾丸功能减退会导致低水平睾酮、生精功能损害以及促性腺激素水平的变化，这种改变取决于原发性或继发性睾丸功能减退哪个占主导[35]。

研究显示男性 30 岁以后血清睾酮每年大约下降 1%，而 60 岁以上男性低血清睾酮发病率为 30%[36-37]，这暗示了和心血管疾病的显著相关性。Malkin 等[36]指出男性冠状动脉心脏病发病率为 20.9%。作者揭示总的来说，伴随着性腺功能减退症，总病死率和血管疾病病死率均显著增加，这突出了一个事实：雄激素缺乏可能是男性动脉粥样硬化疾病潜在病理生理因素的一部分（图 11.2a 和图 11.2b）。

最近的资料显示低血清睾酮与高患病率和病死率显著相关[38]。这些研究者采用一个临床数据库研究自 1994 年 10 月 1 日至 1999 年 12 月 31 日超过 40 岁以上男性的血清睾酮水平，这些男性确诊没有前列腺癌。低睾酮水平指总睾酮低于 250 ng/dl（<8.7 nmol/L）或游离睾酮水平低于 0.75 ng/dl（<0.03 nmol/L）。166 位男性（占 19.3%）存在低血清睾酮，240 位男性（占 28.0%）存在可疑睾酮水平（介于正常和低值之间），452 位男性（占 52.7%）血清睾酮水平正常。全因病死率风险采用 Cox 比例风险回归模型来估计，并用长达 8 年随访的人口统计学和临床共变量进行校正，结果如上述。按睾酮水平的显著差异可将这些人分为三组（图 11.3）。与正常睾酮组相比，低睾酮组年龄更大，BMI 值更高，糖尿病的患病率更高。可疑睾酮水平的男性 BMI 值亦显著高于正常睾酮人群。低和正常睾酮水平的男性与可疑睾酮水平的男性相比，可利用睾酮水平更高。各组在婚姻状况、疾病状况及慢性阻塞性肺病、HIV 感染、CAD、高脂血症的患病率方面，以及使用阿片类和糖皮质激素治疗方面没有显著差异。

研究显示睾酮水平正常的男性全因病死率为 20.1%，可疑睾酮水平男性为 24.6%，低睾酮水平男性为 34.9%，其 95% 可信区间（CI）分别为 16.2%～24.1%、19.2%～30.0% 和 28.5%～41.4%。在经过年龄、疾病状况以及其他临床共变量校正后，分析表明低睾酮水平与更高的病死率显著相关（危害比，1.88；95% CI，1.34～2.63；$P < 0.001$），而可疑睾酮水平与正常睾酮水平没有显著差异（危害比，1.38；95% CI，0.99～1.92%；$P = 0.06$）。

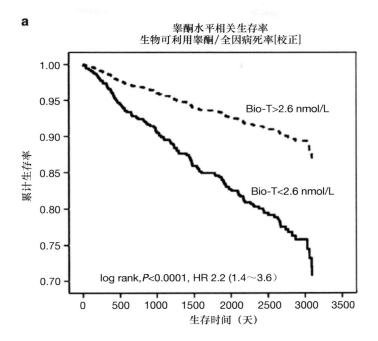

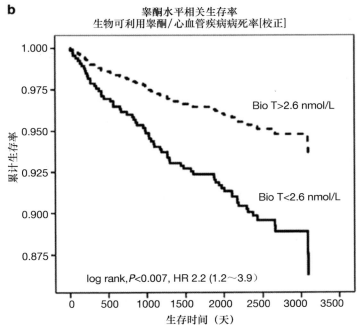

图 11.2 图示基于生物可利用睾酮（bio-T）基线水平的生存曲线：（a）全因病死率；（b）心血管疾病病死率。实线部分代表 bio-T 低于 2.6nmol/L 的患者，虚线部分代表 bio-T 高于 2.6nmol/L 的患者。HR，危害比（引自 Markin 等[36]）

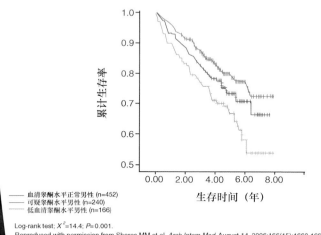

低睾酮水平与病死率增长有关

累计生存率

生存时间（年）

—— 血清睾酮水平正常男性 (n=452)
—— 可疑睾酮水平男性 (n=240)
—— 低血清睾酮水平男性 (n=166)

Log-rank test; X^2=14.4; P=0.001.
Reproduced with permission from Shores MM et al. *Arch Intern Med*. August 14, 2006;166(15):1660-1665.
Copyright © 2006 America Medical Association.

图 11.3（见书后彩图） 此研究用以判断低睾酮水平是否是 40 岁以上男性病死的风险因子之一。资料来自美国退伍军人事务部 Puget Sound 医疗照护系统的临床数据库。858 位男性退伍军人重复测定血清睾酮水平，均无前列腺癌、睾丸癌或进行抗雄激素治疗的病史。血清睾酮水平按总睾酮是否低于 250 ng/dl 或游离睾酮水平是否低于 0.75 ng/dl 进行分类。166 位男性（占 19.3%）存在低血清睾酮，240 位男性（占 28.0%）存在可疑睾酮水平，452 位男性（占 52.7%）血清睾酮水平正常。采用 Cox 比例风险回归模型，并以 8 年随访的人口统计学和临床共变量进行校正，比较三个群体生存时间的差异。正如 Kaplan-Meier 生存分析所显示，低睾酮水平男性和可疑睾酮水平男性的生存时间短于正常睾酮水平男性。低睾酮水平男性全因病死率为 34.9%，可疑睾酮水平男性的全因病死率为 24.6%，而睾酮正常男性的全因病死率为 20.1%（引自 Shores 等[38]）

　　老年男性血清睾酮水平下降可能与性欲缺乏和勃起功能障碍直接相关[39-40]。EMAS 研究小组[39]调查了欧洲 8 个国家 3369 位 40～79 岁男性人群的随机样本。采用问卷调查表方式，他们收集了调查对象的一般情况、性生活、生理和心理健康资料。通过质谱仪测定清晨血清总睾酮水平，游离睾酮水平则通过 Vermeulen 公式计算得出。资料被随机分成训练组和确认组进行验证分析。

　　在训练组，晨间勃起减弱、性欲低下、勃起功能障碍、不能进行剧烈活动、抑郁和易疲劳与睾酮水平显著相关。三种性功能症状的增多和体力受限被认为与睾酮水平下降有关［变化范围：总睾酮 8.0～13.0 nmol/L（2.3～3.7 ng/ml），游离睾酮 160～280 pmol/L（46～81 pg/ml）］。然而，只有三种性功能症状组成低睾酮相关综合征。观察到的性功能症状增多与睾酮水平降低之间存在负相关关系。这些关联在确认组被独立证实。在该部分中，症状与睾酮水平降低之间的关联程度决定了鉴别迟发型性腺功能减退症必不可少的最低标准。因此，迟发型性腺功能减退症可定义为至少存在三种性功能症状以及总睾酮水平低于 11 nmol/L（3.2 ng/ml）、游离睾酮水平低于 220 pmol/L（64 pg/ml）。

老年男性和女性性功能障碍评估

性相关疾病史和体格检查[41]

办公室评估包括一系列有关性功能障碍主诉的直接问题，见表 11.1 有关男性性功能障碍的评估（改编自参考文献 [41]）。这种约见应在一间安静的房间、以一种不依个人道德观做判断的方式进行。这些男性和女性通常会觉得尴尬，需要使他们确信讨论此类话题是可接受的。提问应采取彬彬有礼的方式，避免可能会导致误解的手势和姿势。虽然对患者来说，值得带他/她的伴侣一起来办公室以进一步回顾病史、提问和讨论，但应该认识到这种情况是不同寻常的。相似的约见模式也适用于女性性功能障碍的患者[42]。

针对男性性功能障碍患者建议进行的实验室检查项目见表 11.2[41]。临床医生的判断也很重要。例如，已知患者有糖尿病，血糖检查就不是必需的。因此，这些检查要根据具体的临床情况而定。

客观评估男性和女性的性功能一直是一项富有挑战性的工作。大部分管理机构都允许用自我报告的、经确认有效的方法作为评估最终性能力的替代标准。许多方法都已出版公布以满足这些需求。必须牢记的是，就我们所知，这些方法并不特别针对老年男性或女性人群，而是通用的方法。老年男性或女性的数据就是由这些方法推断而来。

评估总的男性性功能障碍的严重程度，以及具体的男性勃起功能，要获取这些信息，最常用的方法就是国际勃起功能指数（International Index of Erectile Function，IIEF；表 11.3）。IIEF 是在西地那非临床试验中开发出来的用作性功能的辅助测量工具[43]，并且从那以后作为评估男性勃起功能的主要方法获得了普遍认可。随后一个更简短的 5 问题问卷也设计出来，并获得了广泛的应用[44]（表 11.4）。IIEF 和它的精简版被用于所有磷酸二酯酶-5（PDE-5）抑制剂的临床试验以及许多非制药公司赞助的试验。IIEF 包含 15 个问题，这些问题涉及患者过去 4 周内的性活动情况。这 15 个问题以 Likert 量表的形式回答，可以进行分级量化。IIEF 中问题 1～5 和问题 15 针对勃起功能。

男性射精功能也可以通过一系列工具评价。最新的值得一提的工具是男性性健康调查表，其被进一步简化成 4 问题的形式[45]（表 11.5 和表 11.6）。

表 11.1　老年男性性功能障碍患者办公室评估问题（引自参考文献[41]）

性功能障碍特征

患者主诉为哪种类型性功能问题？

针对男性患者

他有 ED、性欲低下、早泄和延迟射精吗？

如果有，他的症状持续多长时间了？

他最后一次性交是什么时候？

他最后一次性行为是什么时候？

这个性问题困扰他吗？

这个性问题困扰他的性伴侣吗？

这个性问题是突然出现的（心因性），还是逐渐出现的？

这个性问题是在他开始使用一种新药时出现的吗？

这个性问题仅仅是他和性伴侣一起时出现，或是没有性伴侣在身边时（例如手淫时）也出现？

这个性问题发生是因为他没有性伴侣或对其伴侣没有兴趣？

在他的主要性伴侣以外还有其他性伴侣吗？

他能获得一次勃起吗？如果能，阴茎能足够坚挺以维持插入吗？

他在性交时能持续勃起吗？

他的性欲有问题吗？

他丧失性欲多长时间了？

他对所有的性伴侣都没有性欲吗？

他在任何环境下都没有性欲吗？

他没有性欲是因为不能勃起或不能维持勃起吗？

他没有性欲是因为性伴侣已丧失性欲吗？

患者是否有其他伴随症状，诸如筋疲力尽、耐力减退、体力下降、肌肉萎缩、肌张力减退、最近体重增加、易疲劳或者有睡眠问题？

患者觉得抑郁吗？

他有射精问题吗？

患者主诉哪一类型射精问题？

这个问题是什么时候开始的？

这个问题困扰患者吗？

这个问题困扰他的性伴侣吗？

这个问题在所有环境下都会发生吗？

表 11.2　针对男性性功能障碍（特别是 ED 患者）通常进行的实验室检查项目（引自参考文献［41］）

空腹血脂

空腹血糖

TT 和 FT（清晨检查）

PSA：如果考虑睾酮补充治疗，则是必需项目；否则作为可选择项目

可选择实验室检查

催乳素

肌酐

雌二醇

促甲状腺激素（TSH）

卵泡刺激素（FSH）

黄体生成素（LH）

脱氢表雄酮（DHEA）

25-羟维生素 D

性激素结合球蛋白（SHBG）

白蛋白

尿液分析

表 11.3　IIEF 问卷

导言：这些问题问的是过去 4 周内你的勃起问题对性活动的影响。请尽可能诚实、清楚地回答以下问题。在回答问题时，请遵循以下定义：

定义：性活动包括性交、爱抚、前戏和手淫。性交是指性伴侣的阴道插入。性刺激包括与性伴侣的前戏、看色情图片等情况。射精定义为精液从阴茎射出（或这种感觉）。

每个问题只能选择一个答案。

1. 最近 4 周内性活动中，有多少时候阴茎能勃起？

　0＝没有性活动

　5＝几乎或总是能达到勃起

　4＝多数时候能达到勃起（远多于一半时候）

　3＝有时候能达到勃起（大约一半时候）

　2＝少数时候能达到勃起（远少于一半时候）

　1＝几乎不能或完全不能勃起

2. 最近 4 周内您因性刺激而阴茎勃起时，有多少时候感到阴茎硬度足够插入伴侣体内？

　0＝没有性刺激

　5＝几乎或总是感到阴茎硬度足够

　4＝多数时候感到阴茎硬度足够（远多于一半时候）

表 11.3　IIEF 问卷（续）

3＝有时候感到阴茎硬度足够（大约一半时候）

2＝少数时候感到阴茎硬度足够（远少于一半时候）

1＝几乎没有或没有感到阴茎硬度足够

问题 3、4、5 将询问您性交时勃起状况

3. 最近 4 周内尝试性交时，有多少时候能够插入伴侣体内？

0＝没有尝试性交

5＝几乎或总是插入

4＝多数时候能够插入（远多于一半时候）

3＝有时候能够插入（大约一半时候）

2＝少数时候能够插入（远少于一半时候）

1＝几乎不能或完全不能够插入

4. 最近 4 周内您性交时阴茎插入伴侣体内，有多少时候能够维持勃起状态？

0＝没有尝试性交

5＝几乎或总是能够维持勃起

4＝多数时候能够维持勃起（远多于一半时候）

3＝有时候能够维持勃起（大约一半时候）

2＝少数时候能够维持勃起（远少于一半时候）

1＝几乎不能或完全不能够维持勃起

5. 最近 4 周内您性交时维持阴茎勃起直至性交完毕有多大困难？

0＝没有尝试性交

5＝几乎或总是能够

4＝多数时候能够（远多于一半时候）

3＝有时候能够（大约一半时候）

2＝少数时候能够（远少于一半时候）

1＝几乎不能或完全不能够

6. 最近 4 周内您尝试性交的次数是多少？

0＝没有尝试性交

1＝1～2 次

2＝3～4 次

3＝5～6 次

4＝7～10 次

5＝11 次以上

7. 最近 4 周内您尝试性交时，有多少时候感到满足？

0＝没有尝试性交

表 11.3　IIEF 问卷（续）

5＝几乎或总是感到满足

4＝多数时候感到满足（远多于一半时候）

3＝有时候感到满足（大约一半时候）

2＝少数时候感到满足（远少于一半时候）

1＝几乎不能或完全没有感到满足

8. 最近 4 周内您在多大程度上感到性交的愉悦？

0＝没有尝试性交

5＝享受到极度快乐

4＝享受到高度快乐

3＝享受到相当的快乐

2＝较少享受到快乐

1＝没有享受到快乐

9. 最近 4 周内您受到性刺激或性交时，多少时候伴有射精？

0＝没有性刺激或性交

5＝几乎总是或总是伴有射精

4＝多数时候伴有射精（远多于一半时候）

3＝有时候伴有射精（大约一半时候）

2＝少数时候伴有射精（远少于一半时候）

1＝几乎不伴或完全不伴有射精

10. 最近 4 周内您受到性刺激或性交时，多少时候有性高潮的感觉（不论有无射精)?

0＝没有性刺激或性交

5＝几乎总是或总是有性高潮

4＝多数时候有性高潮（远多于一半时候）

3＝有时候有性高潮（大约一半时候）

2＝少数时候有性高潮（远少于一半时候）

1＝几乎没有或没有性高潮

问题 11、12 询问性欲。性欲是一种感觉，可能包括想要获得性经验（例如手淫或性交）、想做爱或因为缺乏性爱而觉得沮丧。

11. 最近 4 周内您尝试性交时，有多少时候感觉有性欲？

5＝几乎或总是有性欲

4＝多数时候有性欲（远多于一半时候）

3＝有时候有性欲（大约一半时候）

2＝少数时候有性欲（远少于一半时候）

1＝几乎没有或没有性欲

表 11.3 IIEF 问卷（续）

12. 最近 4 周内您的性欲程度如何？

   5＝很高

   4＝高

   3＝中等

   2＝低

   1＝很低或完全没有

13. 您对最近 4 周内全部性生活的满意程度如何？

   5＝很满意

   4＝满意

   3＝一半满意，一半不满意

   2＝不满意

   1＝很不满意

14. 您对最近 4 周内和伴侣的性关系满意程度如何？

   5＝很满意

   4＝满意

   3＝一半满意，一半不满意

   2＝不满意

   1＝很不满意

15. 您怎样评价最近 4 周内您对阴茎勃起和维持勃起的自信程度？

   5＝很高

   4＝高

   3＝中等

   2＝低

   1＝很低

所有题目按以下 5 部分评分[a]

部分	题目	分值范围	最大分值
勃起功能	1, 2, 3, 4, 5, 15	0～5	30
性高潮	9, 10	0～5	10
性欲	11, 12	0～5	10
性满意度	6, 7, 8	0～5	15
总体满意度	13, 14	0～5	10

[a] IIEF 评分算法

表 11.4　国际勃起功能指数（IIEF-5）问卷（引自 Rosen 等[44]）

请根据过去 6 个月内的情况评估	1	2	3	4	5
1. 您对阴茎能勃起和维持勃起有多少信心？	很低	低	中等	高	很高
2. 您受到性刺激后，有多少次阴茎能坚挺地进入阴道？	几乎没有或完全没有	只有几次（远少于一半时候）	有时（大约一半时候）	大多数时候（远多于一半时候）	几乎总是或总是
3. 性交时，您有多少次能在进入阴道后维持阴茎勃起？	几乎没有或完全没有	只有几次（远少于一半时候）	有时（大约一半时候）	大多数时候（远多于一半时候）	几乎总是或总是
4. 性交时，您保持勃起至性交完毕有多大困难？	非常困难	很困难	困难	有点困难	不困难
5. 您尝试性交时是否感到满足？	几乎没有或完全没有	只有几次（远少于一半时候）	有时（大约一半时候）	大多数时候（远多于一半时候）	几乎总是或总是

IIEF-5 评分：

IIEF-5 评分是上述 5 个题目回答评分之和

22~25：没有勃起功能障碍

17~21：轻度勃起功能障碍

12~16：轻至中度勃起功能障碍

8~11：中度勃起功能障碍

5~7：重度勃起功能障碍

表 11.5　男性性健康问卷（MSHQ）

勃起量表*

1. 上个月，在没有使用枸橼酸西地那非片（万艾可）等药物情况下，您在想要性生活时，有多少时候能获得一次勃起？（仅选择一个答案）

　　5＝所有时候

　　4＝大多数时候

　　3＝大约一半时候

　　2＝少于一半时候

　　1＝没有

　　0＝每次性生活都使用枸橼酸西地那非片或类似药物

2. 上个月，如果在没有使用枸橼酸西地那非片等药物情况下，您获得了一次勃起，有多少时候能维持硬度？（仅选择一个答案）

　　5＝所有时候

　　4＝大多数时候

　　3＝大约一半时候

　　2＝少于一半时候

　　1＝没有

　　0＝每次性生活都使用枸橼酸西地那非片或类似药物

3. 上个月，如果在没有使用枸橼酸西地那非片等药物情况下，您获得了一次勃起，您勃起的硬度如何？（仅选择一个答案）

　　5＝非常硬

　　4＝很硬

　　3＝比较硬，但稍微有点软

　　2＝不怎么硬，很容易软

　　1＝一点都不硬

　　0＝每次性生活都使用枸橼酸西地那非片或类似药物

导言：下面的问题涉及您的性能力的各个方面。在回答问题时，请您充分考虑您与主要性伴侣、其他性伴侣有性行为时或手淫时的各个方面。

这些性行为包括性交、口交或其他导致射精的性行为。某些问题可能难于回答。请您尽可能多地、诚实地回答。请放心，所有的回答都将会保密。第一个问题涉及您的勃起情况。上个月，您是否服用枸橼酸西地那非片或类似药物以解决勃起问题呢？
　　是____否____

ED困扰问题

4. 上个月，如果在没有使用枸橼酸西地那非片等药物情况下，您获得勃起或维持勃起有困难，这个问题困扰您吗？（仅选择一个答案）

　　5＝没有困扰/没有勃起问题

　　4＝有一点困扰

表 11.5 男性性健康问卷（MSHQ）（续）

3＝中度困扰

2＝很困扰

1＝非常困扰

射精（Ej）量表

导言：下面的部分涉及射精以及射精的愉悦程度。

射精是指在性高潮时精液的释放。这些问题涉及您性行为时射精的各个方面，包括您和
主要性伴侣、其他性伴侣的性行为或手淫时射精。

5. 上个月，您在性行为时，有多少时候能够射精？（仅选择一个答案）

5＝所有时候

4＝大多数时候

3＝大约一半时候

2＝少于一半时候

1＝没有/不能射精

6. 上个月，您在性行为时，有多少时候您感觉性交时间太长而没有射精？（仅选择一个答案）

5＝没有这种情况

4＝少于一半时候

3＝大约一半时候

2＝大多数时候

1＝所有时候

0＝不能射精

7. 上个月，您在性行为时，有多少时候您感觉射精但没有精液流出？

5＝没有这种情况

4＝少于一半时候

3＝大约一半时候

2＝大多数时候

1＝所有时候

0＝不能射精

8. 上个月，您在性行为时射精力度如何？

5＝和平时一样有力

4＝和平时相比，稍差一点

3＝和平时相比，有些差

2＝和平时相比，差了很多

1＝和平时相比，非常差

0＝不能射精

表 11.5 男性性健康问卷（MSHQ）（续）

9. 上个月，您射精时精液量有多少？

　　5＝与平时一样

　　4＝比平时稍少一点

　　3＝比平时少得多

　　2＝比平时少很多

　　1＝比平时少得极多

　　0＝不能射精

10. 与一个月前相比，您射精时生理快感……

　　5＝增加了许多

　　4＝中度增加

　　3＝既没有增加也没有降低

　　2＝中度降低

　　1＝降低了许多

　　0＝不能射精

11. 上个月，您射精时有疼痛或不适感吗？您的感觉是……

　　5＝一点儿也不痛

　　4＝轻微的疼痛或不适

　　3＝中等的疼痛或不适

　　2＝强烈的疼痛或不适

　　1＝非常强烈的疼痛或不适

　　0＝不能射精

（EjD）困扰问题

12. 上个月，如果您有射精困难或不能射精，您会被这个问题困扰吗？

　　5＝没有困扰

　　4＝有一点困扰

　　3＝中度困扰

　　2＝很困扰

　　1＝非常困扰

满意度量表

下面这些问题将询问您在上个月与主要性伴侣的关系问题。其中一些问题涉及您的性关系，另外一些问题涉及您的人际关系。

13. 一般来说，您对和主要性伴侣的性关系满意程度如何？（仅选择一个答案）

　　5＝非常满意

表 11.5 男性性健康问卷（MSHQ）（续）

4＝中度满意

3＝既没有满意也没有不满意

2＝中度不满意

1＝非常不满意

14. 一般来说，您与主要性伴侣性交时对性生活质量的满意程度如何？

5＝非常满意

4＝中度满意

3＝既没有满意也没有不满意

2＝中度不满意

1＝非常不满意

15. 一般来说，您对与主要性伴侣过性生活的次数满意程度如何？

5＝非常满意

4＝中度满意

3＝既没有满意也没有不满意

2＝中度不满意

1＝非常不满意

16. 一般来说，您对和主要性伴侣在性交时示爱方式的满意程度如何？

5＝非常满意

4＝中度满意

3＝既没有满意也没有不满意

2＝中度不满意

1＝非常不满意

17. 一般来说，您对与主要性伴侣有关性进行交流的方式的满意程度如何？

5＝非常满意

4＝中度满意

3＝既没有满意也没有不满意

2＝中度不满意

1＝非常不满意

18. 除了性关系，您对与主要性伴侣在所有其他方面的关系的满意程度如何？

5＝非常满意

4＝中度满意

3＝既没有满意也没有不满意

2＝中度不满意

表 11.5 男性性健康问卷（MSHQ）（续）

1＝非常不满意

其他项目（性活动和性欲）

19. 上个月，您多长时间有一次性活动，包括手淫、性交、口交或其他形式的性行为？
（仅选择一个答案）

5＝每天或几乎每天

4＝多于每月 6 次

3＝每月 4～6 次

2＝每月 1～3 次

1＝每月 0 次

如果对第 19 题回答是 0 次，请回答以下问题。

A. 您最后一次性生活是什么时候？

5＝1～3 个月以前

4＝4～6 个月以前

3＝7～12 个月以前

2＝13～24 个月以前

1＝24 个月以前

B. 什么原因使您没有性生活？

因为我没有获得勃起：是　　否

因为我不能射精：是　　否

我没有性伴侣：是　　否

其他特殊原因：＿＿＿＿＿＿＿＿＿＿＿＿＿＿＿＿＿＿＿＿＿＿

20. 与一个月前相比，您性活动的次数增多还是减少了？

5＝增加了许多

4＝中度增加

3＝既没有增加也没有减少

2＝中度降低

1＝减少了许多

导言：下面这些问题将询问您上个月性活动。通过回答这些问题，我们想知道您与主要
性伴侣、其他性伴侣的性活动或手淫情况。这些性活动包括性交、口交或其他导致射
精的性活动。

21. 上个月，您为性行为次数的变化而感到困扰吗？

5＝没有困扰

4＝有一点困扰

3＝中度困扰

表 11.5 男性性健康问卷（MSHQ）（续）

2＝很困扰

1＝非常困扰

导言：下面这些问题将询问您对主要性伴侣的性冲动和性欲望。这些问题涉及您对主要性伴侣的性冲动，而无论是否真实地发生性行为。

您有一位"主要性伴侣"吗？是　　否

如果您没有一位主要性伴侣，请回答所有问题，而不必考虑"主要性伴侣"。

22. 上个月，您有多少时候感觉对主要性伴侣有性冲动或性欲望？

5＝所有时候

4＝大多数时候

3＝大约一半时候

2＝少于一半时候

1＝没有

23. 上个月，您如何评价对主要性伴侣的性冲动或性欲望程度？

5＝非常高

4＝高

3＝中等

2＝低

1＝非常低或没有

24. 上个月，您对您的性欲水平困扰吗？

5＝没有困扰

4＝有一点困扰

3＝中度困扰

2＝很困扰

1＝非常困扰

25. 与 1 个月前相比，您对主要性伴侣的性冲动或性欲望增多还是减少了？

5＝增加了许多

4＝中度增加

3＝既没有增加也没有减少

2＝中度降低

1＝减少了许多

感谢您的合作

* Courtesy of MAPI Research Trust

表 11.6 用于评估射精功能障碍的 MSHQ-EjD 简表

在过去几个月

1. 您在性行为时，有多少时候能够射精？

　　5＝所有时候

　　4＝大多数时候

　　3＝大约一半时候

　　2＝少于一半时候

　　1＝没有/不能射精

2. 您在性行为时射精力度如何？

　　5＝和平时一样有力

　　4＝和平时相比，稍差一点

　　3＝和平时相比，有些差

　　2＝和平时相比，差了很多

　　1＝和平时相比，非常差

　　0＝不能射精

3. 您射精时精液量有多少？

　　5＝与平时一样

　　4＝和平时相比，稍少一点

　　3＝和平时相比，少比较多

　　2＝和平时相比，少很多

　　1＝和平时相比，少非常多

　　0＝不能射精

4. 如果您有射精困难或不能射精，您会被这个问题困扰吗？

　　5＝没有射精问题

　　4＝没有困扰

　　3＝有一点困扰

　　2＝中度困扰

　　1＝很困扰

　　0＝非常困扰

睾酮缺乏症也可以通过一系列的量表评估。老年男性雄激素缺乏症（Androgen Deficiency in the Aging Male，ADAM）问卷虽被广泛应用，但遗憾的是并不十分有效[46]。对于诊断性腺功能减退症而言，ADAM 问卷（表 11.7）似乎敏感性有余而特异性不足。对于问题 1 或问题 7 或任意三个其他问题回答"是"，可能暗示患者存在雄激素缺乏（低睾酮水平）。老年男性症状（AMS）问卷也经常使用[47]。最近，NERI 性腺功能减退症筛选方案已出版，但未成为临床诊疗常规[48]。

流行病学研究中心抑郁量表是一种公共领域的、用户容易掌握的评估抑郁症状的工具[49]。它很容易解释并被鼓励使用。

女性性功能

有几个设计得很好、行之有效的工具用于评估女性性功能[50]，其中之一是女性性功能指数（female sexual function index，FSFI）。FSFI 是一种用于评估女性性功能的多维评估标准。这一标准接受心理测量评估，包括可靠性、趋同有效性、判别有效性的研究。作者们发现 FSFI 总分中以 26.55 分作为一个最佳分割点区分是否存在女性性功能障碍[51]。FSFI 最近也有效地用于癌症生存者中[52]。

FSFI 量表以 26.55 分作为最佳分割点，能区分是否存在女性性功能障碍，却不存在性欲（sexual desire，SD）领域特异性的分割点以评估性欲减退的女性是否存在性欲问题。Gersterberger 等注意到，FSFI 中 SD 领域评分 5 的女性存

表 11.7 圣路易斯大学

ADAM 问卷*
老年男性雄激素缺乏
1. 您有性欲减退吗？
2. 您有体能下降吗？
3. 您有体力和（或）耐力下降吗？
4. 您有身高降低吗？
5. 您感觉"生活的乐趣"下降吗？
6. 您有忧伤和（或）易怒吗？
7. 您有勃起不坚吗？
8. 您最近参加运动的能力有下降吗？
9. 您饭后容易瞌睡吗？
10. 您最近工作能力不如从前吗？

* 此问卷由 John E. Morley 制订。它常被单独作为临床医师诊断雄激素缺乏症的筛选工具

在性欲减退（HSDD），而≥6 者则不存在性欲减退，这一分割点有着最大的诊断敏感性和特异性。在开发样本中，预测 HSDD（合并或不合并其他条件）的敏感性和特异性分别为 75％和 84％，在效度样本中其相应敏感性和特异性分别为 92％和 89％[53]。

许多临床医生已认识到这些问卷有点冗长，在办公室约谈中使用不便。认识到这点是很重要的。临床医生们对具体的问卷进行了改编而不是用完整的问卷，这似乎非常适合他们。

他们还开发了许多非常好的工具用于评估男性和女性性功能。这些工具的作者们值得褒奖。很遗憾我们不能将其一一囊括于本章之内。最后还有许多工具用以评估老年男性和女性的情绪、抑郁、认知、体能、生活质量以及其他方面。对这些工具的讨论已超出了本章的范围。

男性和女性性功能障碍患者的心血管（CV）评估：一些共识指南为临床医生提供了评估方法，用以了解哪些有心血管疾病风险因子的患者可以安全地进行性活动。普林斯顿Ⅱ共识指南讨论了存在各种 CV 风险因子的男性进行性活动的能力和方式[54]（图 11.4）。低风险的患者是指那些少于三个 CV 风险因子、高血

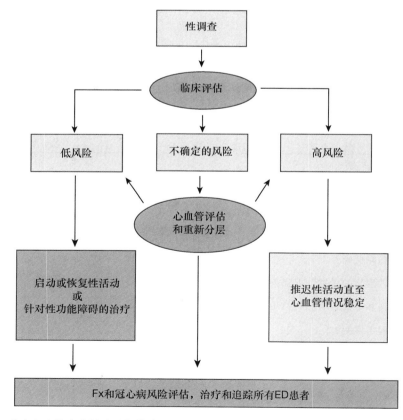

图 11.4 存在心血管疾病风险因子并希望重新进行性活动的男性风险评估程序（引自 Kostis 等[54]）

压控制良好的人群。读者应复习这些标准[54]以更好地理解风险评估程序。普林斯顿Ⅲ会议最近召开以继续讨论 CV 风险因子和性健康的评估[55]。重要的是，来自该大会的数据已公开，它回顾了心血管病风险和女性的性健康[56]。近期的指南能帮助临床医生对那些存在各种 CV 风险因子[56]并希望继续性活动的患者提供咨询[57]。

ED 的病理生理学

这部分的研究比较深入，因此对勃起功能障碍的资料有较多的文献支持。勃起功能障碍是指不能达到和维持足够的勃起硬度以获得满意的性生活[58]。年龄因素是与勃起功能障碍相关的最复杂的单一变量。Feldman 等发现40～70岁男性 ED 发病率波动于 5%～15% 之间[28]。在经过年龄校正后，更高的 ED 概率直接与心血管疾病、高血压、糖尿病以及抑郁有关，与血清脱氢表雄酮（DHEA）、高密度脂蛋白胆固醇水平呈负相关，并与主要人格相联系。ED 能显著降低男性的心理、生理健康以及生活质量。ED 的病因可以分为器质性和心理性两种[28,41]。

ED 可能由于内分泌异常所致，最常见的内分泌异常是糖尿病，但也见于性腺功能减退和高催乳素血症[41,59-60]。糖尿病引起诸如一氧化氮和血管活性肠肽等神经递质变化，导致勃起功能障碍。严格控制血糖能显著降低 ED 的患病率[61-63]（图 11.5）。作为糖尿病的并发症，平滑肌和内皮功能失调可能直接加剧 ED 的严重程度。

心血管疾病和高血压可能加重 ED 的严重程度，并使勃起功能障碍更早发病。其主要机制是动脉供血不足和静脉漏。动脉粥样硬化导致动脉血管闭塞，降低维持阴茎硬度所必需的海绵体血流和灌注压。随后，过多的血流通过白膜下小静脉流出，海绵体压力不足，最终导致不能勃起[62-63]。

其他原因包括神经系统疾病，如脑血管意外、帕金森病、多发性硬化和脊柱损伤。外伤或阴茎异常勃起症等阴茎自身的损伤也可能引起不同程度的 ED。最后，一些心理性原因，如焦虑、抑郁以及精神紧张等问题，都可能降低勃起硬度和缩短持续时间，甚至阻断勃起的发生[61]（表 11.8）。

尽管 ED 的临床表现是一样的，其诊断仍需完整的病史和生殖器官检查，特别是寻找 Peyronie 斑块和股血管杂音，评估第二性征，常规的体检应包括血压监测。实验室检查应包含血糖、胆固醇和睾酮水平的检测[41]。

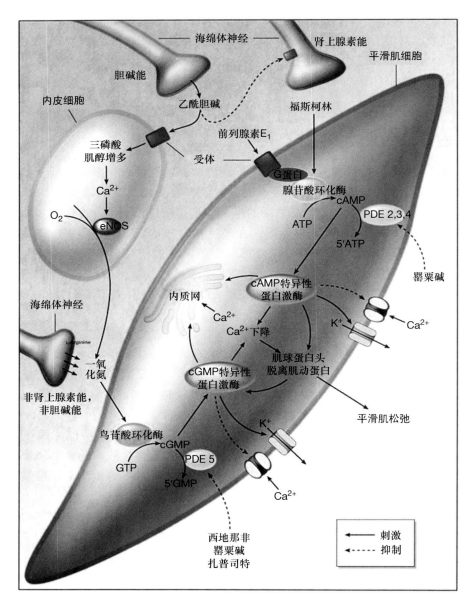

图 11.5 阴茎平滑肌松弛的分子机制。环磷酸腺苷（cAMP）和环磷酸鸟苷（cGMP）作为细胞内调节平滑肌松弛的第二信使，活化特异性的蛋白激酶，蛋白激酶使特定蛋白质磷酸化，从而导致钾离子通道开放、钙离子通道关闭。细胞内钙离子被摄取入内质网。结果细胞内钙离子浓度下降，导致平滑肌松弛。西地那非抑制 5 型磷酸二酯酶（PDE -5）的活性，提高细胞内 cGMP 浓度。罂粟碱则是非特异性磷酸二酯酶抑制剂。GTP 指三磷酸鸟苷，eNOS 指上皮一氧化氮合酶（引自 Lue[61]）

表 11.8　勃起功能障碍的分类和常见原因（引自参考文献 [61]）

勃起功能障碍的种类	常见疾病	病理生理学
心因性	行为焦虑 人际关系问题 心理压力过大 抑郁	性欲减退，过度抑制或一氧化氮释放受损
神经性	卒中或阿尔茨海默病 脊髓损伤 盆腔根治性手术 糖尿病神经病变 骨盆损伤	不能发放神经冲动或神经传导阻断
内分泌性	性腺功能减退 高催乳素血症	性欲减退和一氧化氮释放不足
血管性 （动脉或海绵体）	动脉粥样硬化 高血压 糖尿病 创伤 Peyronie 病	动脉供血不足或静脉闭塞
药物源性	抗高血压药或抗抑郁药 抗雄激素药 酗酒 吸烟	中枢抑制 性欲减退 乙醇性神经病变 血供不足
其他系统疾病或衰老引起	高龄	通常为多因素的，导致神经和血管系统功能失调

性腺功能减退症在老年男性性功能障碍中的病理生理学作用

性腺功能减退症对男性性欲的影响目前已得到确认[64]。其对勃起和射精功能的实际作用是目前争论的热点。有一种假说，阴茎勃起组织含有高浓度的局部合成的雄激素，睾酮依赖的勃起功能并不是循环雄激素水平的反映[65]。在一些动物实验中，睾酮缺乏改变了阴茎勃起组织的应答和结构功能[66]。睾酮对于一氧化氮合酶的完整功能是必需的，后者产生一氧化氮，一氧化氮松弛海绵窦内皮以及海绵体平滑肌从而诱发勃起[67]。阴茎勃起也受到一个非一氧化氮依赖途径的、由 cAMP 合成刺激的调节[61,68]。睾酮能抑制逼尿肌收缩，因此，低睾酮水平可能导致逼尿肌功能不稳定和下尿路症状（LUTS），特别是在良性前列腺增生症患者[69]。

随着男性的年龄增加，低睾酮水平还会在减少肌肉量、增加脂肪量、降低骨密度过程中起到重要作用。在新墨西哥老年进程研究[70]中，游离睾酮被认为是预测肌肉体积和强度下降的最佳预测因子。肌肉减少症最终会导致体力下降和功能衰退，以及性功能的实质性下降。客观上，这可以通过无意识的体重降低、筋疲力尽和疲劳、肌肉衰退和较低的性欲来评估。此外，其他因素包括年龄、能量摄入和体力活动在身体虚弱和性功能衰退的病理生理过程中都扮演了不同的角色[71]。在纵向研究中，诸如睾酮、胰岛素样生长因子之类激素的减少和肿瘤坏死因子（TNF-α）和白介素（IL-6）之类细胞因子的增多，在肌肉体积和强度下降过程中共同发挥作用[72]。睾酮对成骨细胞的直接作用有助于增加骨密度[73]。然而，这些激素及其受体活性的相互作用，以及如何进一步导致肌肉衰退和更高的髋部骨折率的机制仍不清楚。

在最近的研究中，老年人生理活性水平下降和性表现受损被认为是性腺功能减退症最主要的两个生活质量问题[74]。Dacal 等指出作为前列腺癌患者治疗手段的雄激素剥夺治疗，引起睾酮水平降低，这会导致生活质量的巨大衰退。对于老年人而言，这不仅包含着更低的体力活动和性活动，而且意味着更差的性功能认知、协调和满意度[74]。

低睾酮被认为与更严重的动脉粥样硬化改变以及血管内膜增厚的增多有关[76-77]。低剂量睾酮补充治疗可减少慢性稳定型心绞痛男性患者中活动诱发的心肌梗死以及 ST 段压低的发生率[78-79]。从这些研究中可以推断出睾酮对于心血管系统可能存在有益的影响。

然而，尽管有这些资料，最近的一项受卫生保健研究与质量管理局支持的 meta 分析显示，在男性 ED 患者中性激素检测的价值和治疗的效果仍有不确定性[80]。

老年男性勃起功能障碍的检测

在男性 ED 领域，特别是老年男性 ED 领域，医疗模式已发生转变。传统的评估夜间勃起的检查，譬如纸带（snap-gauge）试验和阴茎夜间胀大试验，已经被淘汰，不再为大多数临床医生所采用。阴茎双功能多普勒超声检查可与诱发阴茎勃起的血管活性药物海绵体注射配合应用，这项检查由专科医师（泌尿外科和/或放射科医师）进行，以评估模拟勃起情况下的阴茎动脉网和阴茎储血能力。其他检查（表 11.9）也可根据患者情况选择性使用。实际上大部分患者和临床医生都倾向于口服药物治疗 ED，而不管 ED 的病因。因此，对于老年 ED 患者而言，这些检查的效用也是存在疑问的。尽管如此，在适当条件下使用阴茎双功能多普勒超声检查对于寻找 ED 的病因是非常有帮助的[81]。

表 11.9 勃起功能障碍患者特殊泌尿系统和放射学检查（引自参考文献 [61]）

检查方法	适应证
阴茎海绵体血管活性药物注射，结合性刺激	评估阴茎血管功能 选择经海绵体治疗患者的治疗性试验
双功能彩色多普勒超声	血管功能评估以及 Peyronie 病评价
阴茎海绵体造影	先天性或外伤性静脉漏的年轻患者
盆腔动脉造影	外伤性动脉供血不足的年轻男性患者
阴茎夜间勃起功能监控（RigiScan 阴茎硬度和胀大系统检测，Minneapolis，Timm 医学技术公司）	鉴别心因性和器质性勃起功能障碍

　　勃起功能障碍的诊断主要依靠病史，确诊检查只限定于特定患者。

　　性腺功能减退症的检查相对简单，诊断主要基于症状，譬如性欲低下、易疲劳和勃起功能障碍等，并结合血清睾酮低于 300 ng/dl[82]。不鼓励对于低睾酮人群进行大范围的筛查。从表面上看，这个诊断应当简单明确，然而整个疾病，包括诊断在内最近一直是争论的主体。诊断低睾酮的实验方法受到详细检查，并在激烈的讨论中[83]。按照现在情况，目前许多正在使用的实验方法会被淘汰。接下来，血清睾酮正常值下限——300 ng/dl 也在深入讨论中，并且没有得到广泛接受[84]。现在，许多商业实验室设置了更低的阈值，例如 200 ng/dl、242 ng/dl、262 ng/dl 等，这进一步增加了困惑。此外，对于超过 65 岁的老年男性而言，性腺功能减退症是一种明确的疾病状态，这与年轻男性的性腺功能减退症明显不同[39,84]。许多支持者认为性腺功能减退症在这一老年人群中发生率非常高[84]，反对者则认为实际发生率相当低[39]。因此，围绕这一领域还存在许多争议。让问题白热化的是，医学研究院 2003 年针对这个主题出版了一篇详细的综述，并进行了以下阐述："性腺功能减退症可以发生于各个年龄段男性人群，迄今为止大多数治疗该问题的临床研究都是针对较为年轻的性腺功能减退症男性。老年男性睾酮治疗的潜在益处和负面效应尚知之不多，且存在对前列腺影响的担忧[85]。"

　　男性射精功能障碍的诊断基于病史，可能还有上文提及的问卷调查[43-45]。射精过快和延迟射精仍是对临床医师的挑战。

　　女性性功能障碍（FSD）的诊断基于病史，问卷调查可用于确认功能减退性性欲障碍（HSDD）的诊断[49-51]。目前尚无 FDA 批准的 HSDD 治疗方案，这种情况增加了治疗挑战。氟班色林（Flibanserin；Boehringer Ingelheim），一种口服药，既是 5-HT1A 受体兴奋剂，又是 5-HT2A 受体阻滞剂，尚未被 FDA 核准用于治疗女性 HSDD[86]。女性低血清睾酮的定义和意义是一个颇具挑战的领域[87]。正常血清睾酮水平仍未获公认[88]，并且没有 FDA 核准的女性低血清睾酮治疗方案。Intrinsa（Procter & Gamble），一种女性睾酮贴剂，在 2004 年尚未获得 FDA 核准[89]。Libigel（Biosante），一种女性睾酮凝胶，2011 年未能达到研究终点，因此也不可能投放市场[90]。雌激素替代疗法（ERT）曾用于绝经期后或外科手术绝经的妇女，但女性健康倡议（Women's Health Initiative，WHI）的报告提出证据，表明 ERT 有心血管和其他方面的副作用，ERT 这方面的用法就失去支持[22,91-92]。来自 WHI 关于雌激素单用（E-Alone）试验的研究结果于2004 年 4 月出版。美国国立健康研究院在早期决定中止这项研究，因为与安慰剂相比，雌激素胶丸增加了卒中的风险，并且对参与者心血管疾病并无益处。E-Alone 试验包含 10 739 位 50～79 岁绝经期后妇女，她们在加入 WHI 时已切除子宫。在 E-Alone 试验中，5310 位妇女接受了每天 0.625 mg 活性马结合雌激素药丸［炔雌醚（CEE）或 Premarin®］，而 5429 位妇女接受安慰剂。研究的主要发现是单独使用雌激素增加了卒中和下肢静脉血栓的风险，减少了髋部骨折的风险，对心血管及乳腺癌的影响尚不清楚。

对于乳腺癌，初步的研究结果表明，接受 CEE 的女性人群较安慰剂组患乳腺癌的风险降低 23%，随访期 6.8 年。虽然这种差异并没有统计学意义，但其结果是令人惊讶的，因为在其他 WHI 结合雌激素加黄体酮（E＋P）的激素试验中，那些加入 WHI 时仍有子宫的妇女患乳腺癌的风险显著增加。在最初的 E-Alone 研究报告中，发表了来自 218 例浸润型乳腺癌的有限资料[91]。2006年 4 月，《美国医学会杂志》（Journal of the American Medical Association）在E-Alone 研究中止前发表了所有已诊断乳腺癌的最终报告[92]。这份报告覆盖了平均 7.1 年的随访期，详细分析了所有 237 例在试验期间发生浸润型乳腺癌的病例。与安慰剂组相比，CEE 组患乳腺癌的风险降低 20%，其结果与最初报告类似。

详细的分析显示没有证据表明在平均 7 年的 E-Alone 试验随访期中乳腺癌风险发生改变。相反，在 E＋P 试验中，4 年后发生乳腺癌的风险增加。

基于上述所有研究，一些权威专家提倡在绝经后妇女或手术绝经的妇女局部使用雌激素（和睾酮）治疗以代替口服用药[93]。这仍是一个有争议的领域。

老年女性性功能障碍的治疗：基于以上讨论，有人主张对激素性性功能障碍的女性可应用激素替代疗法，尽管仍有人支持局部使用激素的替代治疗方案。正如上面所提及的那样，HSDD 的口服激素替代治疗方案未通过 FDA 的批准。

临床上可见尿失禁合并性功能障碍的女性患者。对尿失禁的手术或药物干预有助于改善性问题[94-95]。对于有兴趣恢复性功能的老年女性，这方面的医疗需求尚未得到足够的重视。

作为实例，157 例压力性尿失禁女性接受了尿道中段悬吊术（MUS）[95]。所有患者都在术前和术后 12 个月回答了 FSFI 的意大利文版本。最终的分析也包括所有在基线时处于无性活力的女性。作者们根据 FSFI 的分割点（26.55）评价了

FSD 的发生率。

133 例患者完成了研究方案：其中 105 例接受了经闭孔尿道中段悬吊手术，28 例接受了耻骨后尿道中段悬吊手术。经过 12 个月随访期，133 例患者中有 115 例（占 86%）没有尿失禁，10 例症状有改善，剩下 8 例没有变化。79 例患者（占 59%）报告术前有活跃的性生活。54 例（占 41%）报告术前已没有性生活。术后 12 个月，54 例没有性生活的患者中，22 例（占 40%）重新恢复性生活，然而，79 例患者中仅有 6 例（占 7.5%）基线时性活跃者，术后 1 年无性活力（$P < 0.05$）。经过多重检验调整后，作为独立变量，只有年龄、绝经期和症状的持续期与术后 FSFI 总分显著相关。这些资料表明经过 MUS 手术后，女性性功能明显改善。有趣的是，在没有性活力的女性中，有相当大比例的人术后报告恢复了性活力。

老年男性勃起功能障碍的治疗

男性勃起功能障碍的治疗方法很多，包括口服药物、海绵体血管活性药物注射、真空勃起装置治疗、经尿道治疗和手术治疗[41,61]。口服药物包括 5 型磷酸二酯酶抑制剂（PDE5-I）类药物（西地那非、伐地那非、他达拉非）。PDE5 发现于平滑肌小梁，它催化 cGMP 的降解，提高细胞质钙浓度，导致平滑肌收缩。PDE5 抑制剂能阻断这种机制从而改善勃起功能[61,96]。对于同时服用硝酸盐类药物的患者，这类药物可以大幅度和快速降低血压，因此，禁忌患者同时服用任何形式的硝酸盐。以前，PDE5-I 为按需服用，即准备过性生活前服用。他达拉非作用时间可以持续 36 小时，而其他两种药物为 4~8 小时。有足够的短期资料支持他达拉非的安全性和有效性[97]。总体来说，这些药物耐受性良好，能使服用药物的多数男性获益。多数男性（50%~80%）可以获得勃起功能改善。主要从短期试验（≤12 周）获得的数据显示 PDE5-I 比安慰剂能更有效地改善性交成功率（69.0% vs. 35.0%）。PDE5-I 治疗组（67.0%~89.0%）男性勃起功能改善的比例显著高于安慰剂组（27.0%~35.0%）[74]。有趣的是，在一些研究中，勃起功能的改善可以通过问卷调查如 IIEF 评分的改善来衡量[61,80,96-97]。勃起功能的改善与服用药物剂量成正比。数据显示，许多男性在开始治疗后大约 1 年退出治疗。目前还不清楚这是由于药物费用（如许多保险计划并未覆盖这类药物治疗）、副作用、缺乏有效性、性伴侣问题或者以上问题的综合影响[98]。这类药物副作用轻微、有限，耐受性良好，通常不会使患者停止治疗。最常见的副作用包括头痛、鼻炎、消化不良、面色潮红、肌痛和背痛[61,80]。

关于 PDE5-I 对老年患者的安全性和有效性的资料很少。2002 年和 2005 年各有一篇综述报道了西地那非［伟哥（Viagra）］治疗老年男性（≥65 岁）ED 的安全性和有效性[99-100]。在 2005 年的综述中，作者从五个双盲、安慰剂对照研究获得数据，分析了西地那非从 12 周至 6 个月按需治疗（每天服用不超过 1 次）的有效性和耐药性，研究分两个亚组进行评估：①广谱病因的老年 ED 患者（$n=411$）；②合并糖尿病的老年 ED 患者（$n=71$）。疗效评估采用世界通用的有效性问卷：国际勃起功能指数（IIEF）的问题 3、4 和五个 IIEF 性功能方面问题。所有的疗效评估均表明，西地那非能显著提高广谱病因的老年 ED 患者和糖尿病老年 ED 患者的勃起功能。最常见的不良反应有轻到中度的头痛、面部潮红和消化不良。与安慰剂组相比，因不良反应而中止治疗的发生率很低。

除了这些口服制剂，非药物治疗包括阴茎海绵体内注射、经尿道栓剂、阴茎假体植入和真空勃起泵装置（表 11.10）[61]。阴茎动脉搭桥手术是更有侵袭性的外科选择，对于有手术指征的患者，已被证明长期成功率和整体满意度高[61]。然而，所有侵入性的治疗方案都可能受到患者年龄、熟练度（是否能熟练实施海绵体内注射？）、对注射/手术的恐惧、缺乏自发性、阴茎损伤的风险、阴茎异常勃起和纤维化、疼痛等方面的限制[101]。最佳治疗方案通常需要结合生活方式改变、心理咨询、性技巧、良好的医患沟通和适当的治疗方法。

对于老年男性，阴茎海绵体注射效果良好。300 位 63~85 岁（平均 67.1 岁）有器质性勃起功能障碍的男性接受阴茎海绵体注射治疗[101]，其中 180 人首先注射前列腺素 E_1（PE），然后这 180 人与另外 120 人（共 300 个患者）接受盐酸罂粟碱、甲磺酸酚妥拉明与前列腺素 E_1 三联治疗（PPR），记录单独注射 PE 或联合药物有治疗反应的人数。作者们观察到，与单独注射 PE 相比，PPR 联合注射的效果有显著的统计学差异（x^2 with 2 d.f.；34.666；$P \leqslant 0.001$）。300 位男性患者中有 224 位（74.7%）注射 PPR 后获得功能性勃起，而 180 位 PE 治疗组的患者中只有 87 例（48.3%）获得功能性勃起。PPR 获得功能性勃起的平均剂量是（0.35 ± 0.14）ml，PE 为（1.3 ± 0.3）ml。因此，结果显示 PE 和 PPR 均能使一定数量的老年 ED 男性产生功能性勃起。

资料显示，老年男性阴茎假体植入是一个可行的选择。对 1990—2007 年间初次接受阴茎假体植入的 174 名患者进行了研究[102]，其中 35 位接受假体植入时年龄已≥70 岁，18 位在随访时仍然在世。通过电话回访，要求患者回答勃起功能障碍治疗满意度（EDITS）以及国际勃起功能指数（IIEF）问卷。18 个患者中 15 个非常满意或是比较满意（83%）。随访表明 15 名患者中有 11 个（73%）规律地使用他们的假体。平均 IIEF 和 EDITS 评分分别为 21.80 和 75.20。这个小样本研究显示，对于老年男性，阴茎假体是一种可行的选择。

表 11.10　男性勃起功能障碍的治疗（引自参考文献 [61]）

治疗	费用	优点	缺点	推荐
性心理治疗	50~150 美元/次	非侵入性 伴侣参与 可治愈的	耗时 患者有抵触	一线治疗 可以与其他治疗结合
口服西地那非	10 美元/片	口服 有效	禁忌证：心血管疾病 起效需要等待 1 小时	一线治疗 禁忌与硝酸酯类药物合用
经尿道前列地尔	25 美元/针	局部治疗 全身副作用少	效果一般（Actis[a] 43%~60%） 需要培训 引起阴茎疼痛	二线治疗
海绵体注射前列地尔或混合药物[b]	5~25 美元/次	高度有效（高达 90%） 全身副作用少	需要注射 退出率高 可能引起阴茎硬结症或纤维化 引起阴茎疼痛	二线治疗
真空勃起泵装置	150~450 美元/副	最便宜	非自然勃起 引起瘀斑、麻木（20%） 射精无力	二线治疗
手术治疗 阴茎假体	8000~15 000 美元	高度有效	非自然勃起（半硬式装置） 感染 5~10 年需更换 需要麻醉和手术	用于药物治疗不满意的男性
血管手术	10 000~15 000 美元	可治愈	对伴有全身性疾病的老年男性效果差 需要麻醉和手术	用于先天性或创伤性勃起功能障碍的年轻男性

a Actis 是一种可调节的阴茎真空压缩装置。
b 混合药物包括 2 种或 3 种下列药物：罂粟碱、酚妥拉明、前列地尔

男性 ED 的治疗对性伴侣关系的影响：资料显示，治疗男性 ED 对性伴侣满意度也有不同程度的改善。100 对关系稳定的异性恋夫妇，其中男方按照国际勃起功能指数的勃起功能子量表标准确定有 ED，随机分配接受一个为期 12 周的西地那非或他达拉非治疗，紧接着使用另一个药物治疗 12 周[103]。男性和女性参与者在两个研究阶段完成性生活日记，女性参与者在研究的基线、中点、终点时接受采访，主要结果数据是女性的最终采访，询问她们更喜欢哪一种药物和偏好的原因。有 79.2% 的女性喜欢她们的伴侣使用他达拉非，15.6% 的人偏爱西地那非，这种偏好不受年龄或治疗顺序的影响。女性更喜欢他达拉非的理由是感觉更放松、压力更小，以及享受一种更自然的性经历。研究期间，平均使用的药物剂量、记录的性事件、每周性活动次数以及性活动间隔时间在每个研究时段都没有显著的不同。

其他资料也证实了这些发现。回顾性分析两个多中心、随机、双盲、安慰剂对照试验的数据[104]，该数据包括 505 对夫妇（他达拉非组 $n=373$，安慰剂组 $n=132$），男性每日服用他达拉非 5mg（这个给药方案稍后讨论）或安慰剂 12 周。每次性交后男性受试者及其性伴侣独立完成个人性生活（SEP）日记，评估每个受试者/伴侣对 SEP 问题回答"是"的平均百分比，即受试者与其伴侣回答一致的比例。与安慰剂组相比，他达拉非治疗组受试者及其伴侣报告阴茎勃起、阴道插入的能力和整体的性满意度均显著改善（$P<0.001$）。对于所有的性交尝试，他达拉非和安慰剂组夫妇评估均能达成高度一致的平均百分比，分别是成功勃起（99.0% 和 96.6%）、阴道插入（98.6% 和 97.4%）和整体满意度（84.3% 和 82.8%）。作者得出结论，他达拉非 5mg 每日 1 次治疗 ED 可以提高男性及其女性伴侣整体满意度，这一分析表明夫妇对于男性 ED 治疗的应答有高度一致性。

每日口服（按时治疗）PDE5-I 治疗男性 ED：以前 PDE5-I 为按需治疗（prn），即男性性交前口服 PDE5-I。近期资料证实，他达拉非 2.5mg 和 5mg 按时治疗可以改善勃起功能，这可能是一个与按需治疗一样合理的选择[104-106]。虽然没有专门针对老年男性的研究，但每日治疗的临床试验包括了老年男性（表 11.11，来自参考文献 [105]），他们也受益于他达拉非按时治疗。美国 15 个医学中心开展一项随机、双盲、安慰剂对照、平行设计的研究，评估每天口服他达拉非治疗勃起功能障碍的安全性和有效性。经过 4 周无治疗的观察期后，患者（18 岁）被随机分配接受他达拉非 2.5mg、他达拉非 5mg 或安慰剂治疗 24 周。国际勃起功能指数（IIEF）评分和对性生活日记问题 2、3 回答"是"的平均百分比等主要疗效终点在 24 周发生变化。与安慰剂相比，他达拉非在所有三个主要疗效终点方面均显著改善勃起功能。少数患者因为不良反应停用（安慰剂组 2.1%；他达拉非 2.5mg 组 6.3%；他达拉非 5mg 组 4.1%），常见的不良反应（5%）有鼻咽炎、流感、病毒性胃肠炎和背部疼痛。他达拉非 2.5mg 和 5mg 每

表 11.11 他达拉非每日给药治疗勃起功能障碍的安全性和有效性（引自参考文献［105]）

	安慰剂	他达拉非 2.5mg	他达拉非 5mg
随机分配人数（N）	94	96	97
平均年龄（年龄范围）（岁）	58.8（29.5～79.9）	59.8（26.3～82.3）	60.0（25.5～81.9）
>65 岁［n（%）］	29（31）	38（40）	32（33）

天一次治疗 24 周，能显著改善勃起功能，患者耐受良好。

他达拉非每日给药改变了 ED 的治疗模式。在以下研究中可见 ED 改善的各种不同证据[106]。一项他达拉非（每日 5mg）治疗勃起功能障碍的疗效研究包括性生活满意度和社会心理转归，比如性生活质量问卷的治疗满意度（THX）、自尊心和人际关系（SEAR）问卷、性生活日记问题 4（SEP4；硬度满意度）和 5（SEP5；整体满意度）、国际勃起功能指数（IIEF）的性交满意度（IS）和整体满意度（OS），以及伴侣性生活日记问题 3（pSEP3）。4 周的观察期后，受试者被随机分配接受他达拉非（n=264）或安慰剂（n=78）治疗 12 周，受试者和伴侣对他达拉非治疗满意度（THX）（分别为 75 和 73）高于安慰剂组（分别为 51 和 55，P<0.001）。与安慰剂组相比，他达拉非组在与勃起功能改善相关联的性关系、性自信心、自尊心和整体人际关系（SEAR）、性交满意度（IS）、整体满意度（OS）、性生活日记问题 5（SEP5）、伴侣性生活日记问题 3（pSEP3）等方面均显著改善（通过 IIEF-EF 评分基线的变化进行评估，P<0.001）。他达拉非显著改善治疗效果和性满意度，通过 SEAR 测量可以同时改善多种预后。他达拉非每日治疗于 2008 年被 FDA 批准用于治疗男性 ED（http://newsroom.lilly.com/releasede-tail.cfm? releaseid=285378），是男性 ED 治疗的一个可行选择。

新观念：他达拉非治疗 ED 和良性前列腺增生（BPH）/下尿路症状（LUTS）。随着男性年龄的增长，前列腺增大并产生一系列症状称为 LUTS。LUTS 的特点是尿频、尿急、尿线无力和夜尿增多[107]。50 岁以上的男性超过一半普遍存在 LUTS 症状，BPH 和 LUTS 使老年男性的生活质量明显下降，可能导致急性尿潴留，需要紧急处理。LUTS 的治疗主要依靠口服 α-受体阻滞剂，作为一线治疗，它可以减轻 LUTS 症状[108]。α 受体阻滞剂包括多沙唑嗪、特拉唑嗪、坦索罗辛、阿夫唑嗪和西洛多新等药物[108]。有趣的是，流行病学研究表明 LUTS 和男性性功能障碍（ED 和射精障碍）有很强的关联，这提示其间可能有一个共同的病理生理机制[109-110]。此外，勃起和射精障碍更频繁地出现在伴有中、重度 LUTS 症状的男性身上[109-110]。虽然有关 LUTS 影响性功能的确切机制尚不明确，但二者之间似乎有直接关系。当处理 LUTS 遭遇或加剧性问题时，这一点尤其明显（图 11.6[110]）。在美国和欧洲 6 国进行的多国老年男性调查（MSAM-7），系统地调查了 50～80 岁的老年男性 LUTS 与性功能障碍的关系[110]。

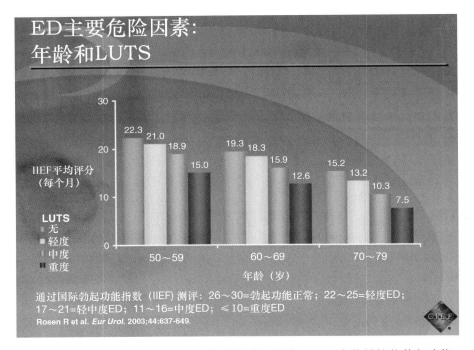

图 11.6（见书后彩图） 数据显示每个年龄组没有 LUTS 症状男性的勃起功能平均评分（通过 IIEF 测评）（左侧圆柱）。正如预期的那样，可观察到勃起功能随着年龄增加而明显下降。在每个年龄组，勃起功能平均评分（IIEF）随着 LUTS 严重程度的加剧而显著下降。这种关系同样适用于射精功能障碍（courtesy of testosteroneupdate. org）

LUTS 和性功能采用有效的症状量表评估，这包括针对 LUTS 的国际前列腺症状评分（IPSS）、丹麦前列腺症状评分和性功能国际勃起功能指数。研究共包括了12 815 人次的调查。男性勃起功能的自我评价根据 LUTS 的严重程度进行分级，IIEF 评分 26～30 分提示勃起功能正常，≤10 分提示重度 ED。如预期所料，随着年龄增加勃起功能逐渐下降。然而，在每个年龄组中，LUTS 的严重性和勃起功能之间统计上有一个明确、重要的相关性。随着 LUTS 症状加重，勃起功能亦随之下降。此外，性问题与 LUTS 之间的关系不依赖于如糖尿病、高血压、心脏病和高胆固醇血症等并存疾病[110]。

　　随着衰老，性功能（包括勃起功能和射精功能）存在一个明确的年龄相关性下降。LUTS 恶化会加剧这种年龄相关性的性功能下降。例如（图 11.6），如果50～59 岁年龄段男性没有 LUTS，其勃起功能得分可以达到 22.3 分的正常水平；如果出现 LUTS，LUTS 症状越重提示他的勃起功能越差。事实上，中度 LUTS时，勃起功能评分下降至 18.9 分，勃起功能下降 15%（图 11.6）。最近这些研究的临床意义提示男性存在 LUTS 时应予以仔细评估是否同时存在性问题，反之亦然。

LUTS 与 ED 之间可能的病理生理机制关系是研究的热点课题[111]。一个可能的共同机制是两个器官（前列腺和阴茎）都包含 PDE5，内源性 PDE5 酶上调或内源性 PDE5-I 蛋白质丢失可能导致前列腺平滑肌和阴茎海绵体收缩加剧。过度收缩阻碍了阴茎勃起所需的海绵体松弛和患者排尿所需的前列腺松弛。PDE5 和 PDE5-I 机制很好地解释了其在阴茎海绵体平滑肌中的作用[61]，但在前列腺中的作用并不明确。最近，通过免疫组化、mRNA 和蛋白质印迹（Western blot）技术，cGMP 和 PDE5 在大鼠和人类前列腺组织中被检测出[111-115]。PDE5 抑制剂已被证明能在体外实验中使前列腺组织松弛[111-115]。

Uckert 等人[112]进行了以下实验，通过去甲肾上腺素（NE，40 μM）诱导，利用器官浴槽恒温灌流技术检测增加 PDE5 抑制剂西地那非、他达拉非、伐地那非以及 PDE4 抑制剂咯利普兰和 RP 73401 的浓度（1 nM 至 10 μM），对前列腺中央带张力的影响。药物影响所致的环磷酸鸟苷和环磷酸腺苷的蓄积通过放射免疫技术确定。NE 诱导的张力为剂量依赖性，可被药物逆转，功效排序如下：他达拉非＞RP 73401＞咯利普兰≥伐地那非＞西地那非。张力的最大恢复值范围从 52.3%（他达拉非）到 17%（西地那非）。PDE 抑制剂中只有他达拉非能诱导恢复 50% 的初始张力。RP 73401 能显著提高组织中的环磷酸腺苷（11 倍），环磷酸鸟苷水平能被他达拉非、伐地那非和西地那非显著提高（分别为 28 倍、12 倍和 3 倍）[112]。

Zhang 等人[114]检测了睾酮（T）对平滑肌（SM）收缩和 PDE5 在雄性大鼠前列腺组织表达和功能活性等信号调节通路的影响（假手术、手术去势和去势后睾酮补充）。通过实时定量 RT-PCR、Western 印迹分析和免疫组化等器官浴槽恒温灌流技术研究，PDE5 的免疫表达只定位在前列腺基质（图 11.7）。PDE5-I 扎普司特显著增加了一氧化氮供体硝普钠（SNP）对于对照组前列腺中央带的松弛作用而不是去势组大鼠。但与假手术组用 SNP 加扎普司特治疗相比，单独使用 SNP 对去势大鼠更加有效。睾酮补充能预防或恢复以上所有变化，包括 SNP 和扎普司特的体外反应。这些数据表明，睾酮确实可以调节 PDE5 在前列腺的表达和功能活性，去除睾酮不仅能缩小前列腺的体积，还可以通过调节潜在的平滑肌收缩/舒张通路降低前列腺平滑肌的收缩性。扎普司特的发现强烈提示 PDE5/cGMP 在信号级联中起主要作用，这些数据支持 PDE5 抑制剂作为一个治疗良性前列腺增生的潜在机制。

现有资料表明临床 LUTS 患者可能受益于 PDE5 抑制剂治疗 ED。他达拉非每日服用最近被 FDA 批准用于治疗 BPH/LUTS 和 ED[116]。数据显示[117-118]，他达拉非可以通过与 α 受体阻滞剂类似的方式改善 LUTS（图 11.8），而没有 α 受体阻滞剂的副作用（尽管存在 PDE5-I 的副作用）。他达拉非在 1 年的时间点不会改变 PSA[119]。西地那非（图 11.9[120]）和伐地那非也可以改善 BPH/LUTS 症

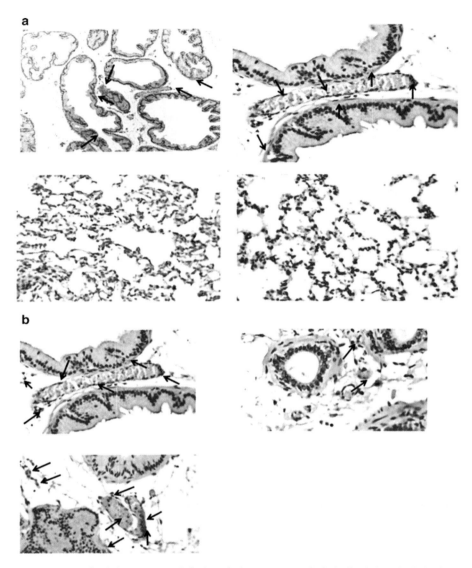

图 11.7（见书后彩图） 5 型磷酸二酯酶（PDE-5）在大鼠前列腺的免疫定位。
（a）上排：PDE5 在假手术组大鼠前列腺基质的阳性免疫表达，放大倍数×100
（左侧）、×400（右侧）；（a）下左：PDE5 阳性对照（大鼠肺，放大倍数×400）；
（a）下右：IgG 阴性对照染色（大鼠肺，放大倍数×400）。（b）PDE5 在假手术组
（上左）、去势组（上右）和去势＋T 组（下左）大鼠前列腺基质的免疫表达，放
大倍数×400（摘自 Zhang 等[114]）

状，但均未能获得 FDA 批准用于治疗 BPH[120-121]。

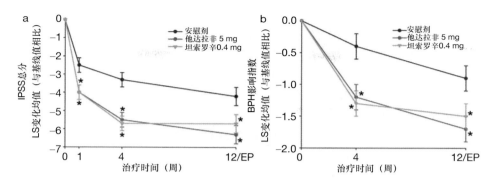

图 11.8（见书后彩图） **(a)** 国际前列腺症状评分（IPSS）和 **(b)** 良性前列腺增生（BPH）影响指数的基线值和治疗过程中的变化。数据代表最小二乘法变化均值±标准差。LS，最小二乘法；EP，终点；ANCOVA，协方差分析。* 基于 ANCOVA，与安慰剂组相比 $P<0.05$（引自 Oelke 等[117]）

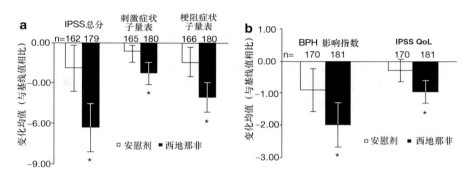

图 11.9 从基线到治疗结束 LUTS 评分的变化。患者在基线和随机治疗 12 周后完成 IPSS 刺激症状和梗阻症状子量表 **(a)**、BPH 影响指数和 IPSS QOL 问卷 **(b)**。IPSS 评分最高为 35 分，刺激症状子量表评分最高为 15 分，梗阻症状子量表评分最高为 20 分。IPSS QOL 问题为"如果你今后的生活将伴随目前的排尿症状，你会有什么感觉?"，量表评分 0～6 分。IPSS 和 BPH 影响指数评分较低说明 LUTS 更轻、困扰更少，生活质量更好。对每组问题的 LS 均值下降越多，就意味着治疗效果越好。数据代表 LS 变化均值及 95% 可信区间。星号（*）表示西地那非组 LS 变化均值与安慰剂组 LS 变化均值相比，$P<0.0001$（引自 McVary 等[120]）

　　以下为他达拉非与 α-受体阻滞药坦索罗辛的数据比较[117]。一个国际性随机、双盲、安慰剂对照、平行设计的研究评估了有 LUTS/BPH 症状、IPSS>13 分、最大尿流率［Q（max）］4～15 ml/s 的≥45 岁男性。经过筛选和淘汰后（如果需要），受试者先完成 4 周安慰剂观察期，再随机服用安慰剂（$n=172$）、他达拉非 5mg（$n=171$）或坦索罗辛 0.4mg（$n=168$）每天一次，连续 12 周。

　　经过 12 周的治疗，与安慰剂组相比，他达拉非组（−2.1；$P=0.001$；主要疗效结果）和坦索罗辛组（−1.5；$P=0.023$）治疗后 IPSS 显著改善，且早在 1 周时就疗效明显（他达拉非和坦索罗辛均为−1.5；$P<0.01$）。与安慰剂组相

比，在第一个评估点（4 周）他达拉非组（－0.8；$P<0.001$）和坦索罗辛组（－0.9；$P<0.001$）和经过 12 周治疗后（他达拉非－0.8，$P=0.003$；坦索罗辛－0.6，$P=0.026$）（图 11.6）BPH 影响指数显著改善。与安慰剂组相比，他达拉非组 IPSS 生活质量指数（IPSS QoL）和 BPH 治疗满意度量表明显改善（$P<0.05$），而坦索罗辛组没有改善（$P>0.1$）。与安慰剂组相比，他达拉非组国际勃起功能指数-勃起功能领域改善（4.0；$P<0.001$），而坦索罗辛组没有改善（－0.4；$P=0.699$）。与安慰剂组相比，他达拉非组（2.4ml/s；$P=0.009$）与坦索罗辛组（2.2ml/s；$P=0.014$）最大尿流率显著增加。不良反应与先前的报道是一致的。这份研究受限于没有直接比较他达拉非与坦索罗辛。数据显示，与安慰剂组相比，他达拉非或坦索罗辛单药治疗可以同样显著地改善 LUTS/BPH 和 Q（max），并且改善程度也相似。然而，只有他达拉非可以改善勃起功能障碍。因此，每日服用他达拉非的 PDE5-I 治疗方案是治疗 ED 合并 BPH/LUTS 的一个可行选择。

性腺功能减退的治疗：老年男性的睾酮治疗

男性性腺功能减退的治疗是补充睾酮（T）。给药方法包括注射、植入式药丸、含片、透皮贴片和凝胶[122]。尽管存在副作用，睾酮替代疗法已证明能改善肌肉质量、收缩力和骨强度。对于性腺功能减退的老年男性，睾酮治疗可以有效提高勃起硬度和持续时间[123-127]。对于无性腺功能减退者，补充睾酮已证明可以提高对西地那非的应答[125-126]。Aversa 等证明对于 ED 合并低雄激素水平的患者，短期睾酮治疗可以提高睾酮和游离睾酮水平，并可能通过增加性兴奋时阴茎动脉血流从而提高对西地那非的勃起应答[128]。此外，一份综述发现透皮贴片似乎是比肌内注射更有效的给药方法[129]。

如前所述，关于如何确定性腺功能减退患者睾酮正常值下限以及老年男性睾酮正常水平是有争议的。Seftel 等试图制订关于睾酮替代治疗目标的指南[130]（图 11.10）。在 Testim 的 3 期临床研究中，存在一个或多个低睾酮症状的性腺功能减退的男性受试者（总睾酮≤300 ng/dl，$n=406$，平均年龄 58 岁）随机接受 T 凝胶（50 mg/d 和 100 mg/d）、T 贴剂或安慰剂治疗。获取 24 小时药代动力学曲线图。在治疗后 30 和 90 天，评价三个主要治疗终点，包括性交频率的显著改变、按 7 天计算的阴茎夜间勃起，以及通过 Likert 型量表评估和计算的性欲变化（每日平均分）。在 30 天时，与 T 凝胶 50 mg/d 组、T 贴剂组或安慰剂组相比，T 凝胶 100 mg/d 组受试者的性欲计分显著高于基线值（分别为 1.2 vs. 0.4、0.7 和 0.4）。与 T 凝胶 50 mg/d 组或安慰剂组相比，T 凝胶 100 mg/d 组受试者夜间勃起的频率也显著高于基线值（51% vs. 30%、26%）。最后，与 T 贴剂组或安慰剂组相比，T 凝胶 100 mg/d 组受试者的性交频率也显著高于基线值（39% vs. 21%、24%）。与安慰剂组相比，90 天时 T 凝胶 100 mg/d 组的性欲和夜间勃起也可以得到类似的结果。这些数据表明恢复血清 T 浓度与性功能某些参数的改善有明确关系。我们建议为了有效地改善性功能，需要确定血清睾酮阈值水平。这个阈值水平对夜间勃起而言约为 400 ng/dl，对性交而言约为 500 ng/dl、对性欲而言约为 600 ng/dl。在性功能上，血清 T 水平最低（0～300 ng/dl）的受试组与血清 T 水平次高（对夜间勃起而言 300～400 ng/dl，对性交而言 300～500 ng/dl，对性欲而言 300～600 ng/dl）的受试组之间，所有三个参数的比较均没有显著差异。数据描绘在图 11.10 中。

新配方的 T 凝胶包括 1.62％雄激素凝胶、Testim、Axiron 和 Fortesta。睾酮贴片（Androderm）与 T 含片制剂（Striant）、皮下弹丸（Testopel）和标准肌内注射剂[131-133]同样有效。大多数专家建议在 T 替代治疗的某个节点检查血清睾酮水平、全血细胞计数（或者 Hb/Hct）和 PSA 值，并在开始 T 替代治疗后进行一次直肠指检[35]。

医疗保险覆盖 T 替代产品这方面存在很大的变数。此外，美国食品和药品管理局（FDA）最近发布了一个关于 T 凝胶涂抹患者的身体可能转移给其爱人或孩子的"黑框警告"：T 凝胶被患者涂抹到身上以后，可能被他的性伴侣或孩子接触到。凝胶应用于皮肤后需经 2～6 小时才能干燥，因此给患者开具 T 替代治疗处方时必须提供适当的咨询[134]。

一般来说，患者对大部分的 T 替代产品耐受良好。个别凝胶可能有产品特异性的副作用，如皮肤刺激、气味、应用部位、完全吸收时间等。T 贴剂也可以引起皮肤刺激，但对于适当挑选的患者仍是一个合理的选择。含片制剂每天 2 次，用于内部牙龈。T 弹丸是皮下注射，通常每隔 3～4 个月一次。标准的 T 肌内注射剂间隔 1～3 周注射一次，通常由患者或看护人员执行。鼓励读者评价每个特定的产品，以便熟悉这些药物。

治疗目标通常包括 T 水平达到有效浓度范围和症状缓解。如果初始剂量不能使症状缓解，T 水平可以提高到更高的有效浓度范围。

睾酮替代治疗的最常见副作用包括凝胶、贴剂、肌内注射剂引起的局部皮肤反应、红细胞增多症、BPH/LUTS 症状加重、血清 PSA 升高、脚踝水肿、男性乳房女性化、暂时性少精症或无精症，以及睡眠呼吸暂停恶化。

虽然 T 替代疗法禁用于男性前列腺癌患者，目前有向接受治疗的特定前列腺癌患者提供 T 替代疗法的发展趋势。这是一个非常有争议的领域，仍在研究之中[135]。

老年男性睾酮试验（TOM）的最新资料促使人们关注睾酮替代治疗对虚弱老人的积极影响[136]。作者们研究了 65 岁以上活动受限的社区男性，血清总睾酮水平 100～350 ng/dl（3.5～12.1 nmol/L）或游离血清睾酮水平低于 50 pg/ml（173 pmol/L）。这些男性被随机分为两组，分别接受安慰剂凝胶或睾酮凝胶治疗，

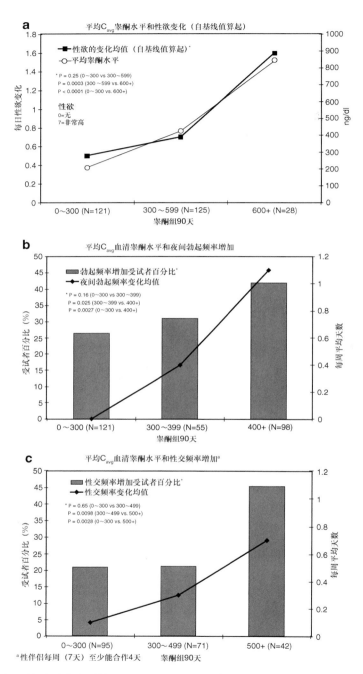

图 11.10　每日性欲评分和平均 C_{avg}（0～24h）血清睾酮水平（ng/dl）的变化（从基线值算起）（**a**），夜间勃起频率增加的受试者百分比以及夜间勃起频率的变化均值（**b**），及性交频率增加的受试者百分比和性交频率的变化均值（**c**）（引自 Seftel 等[130]）

每日 1 次，时间 6 个月。研究的前提是睾酮替代已被证明能增加健康老年男性的肌肉体积和肌力。睾酮治疗对活动受限的老年男性的安全性和有效性研究尚未开展。不良事件使用《监管活动医学词典》（*Medical Dictionary for Regulatory Activities*）的分类系统加以归类。

　　既往的资料和安全监控委员会推荐试验研究应尽早终止，因为与安慰剂组相比，睾酮组的心血管不良事件发生率更高。试验终止时总共有 209 名男性（平均年龄 74 岁）登记在案。基线时受试者高血压、糖尿病、高脂血症、肥胖的患病率高。在研究过程中，与安慰剂组相比，睾酮组的心脏、呼吸系统和皮肤不良事件率更高。睾酮组有 23 位受试者出现心血管相关不良事件，而安慰剂组只有 5 位。心血管相关不良事件的相对风险在 6 个月治疗期间持续不变。与安慰剂组相比，睾酮组在压腿、推胸和负重爬楼方面有更显著的改善。作者得出结论：在活动受限和慢性病患病率高的老年人群中，睾酮凝胶的应用与心血管不良事件的风险增加相关。由于试验的人数少以及人群的特殊性，无法对睾酮治疗的安全性作出更广泛的推论。

　　有必要权衡 TOM 试验中的数据与之前关于睾酮治疗心血管症状改善的数据[78-79]。这些数据表明，低 T 与糟糕的长期发病率和病死率相关[38]，T 替代疗法可能会带来一些心血管和认知的收益。T 替代疗法似乎会在心血管疾病、糖尿病和代谢综合征等领域提供一些代谢方面的收益[137-138]。

　　其他有争议的问题围绕着迟发型性腺功能减退患者。一些专家指出，血清总睾酮水平低于 8 nmol/L（230 ng/dl）的患者通常会受益于睾酮治疗。若总睾酮水平在 8~12 nmol/L（230~350 ng/dl）之间，就有必要以 SHBG 重复测定总睾酮水平以计算游离睾酮，或通过平衡透析法测定游离睾酮。总睾酮水平高于 12 nmol/L（350 ng/dl）时可能不需要替代治疗[84]。这是另一个有争议的研究领域。

　　射精功能障碍的治疗：随着对男性性功能障碍的关注和临床研究的增加，已知心理性、器质性、神经生物学和遗传因素均可能对早泄（premature ejaculation，PE）起着重要的作用[139]。早泄（PE）是一种很常见的性功能障碍，患病率为 3%~20%。尽管大多数 PE 患者存在心理问题，但不管心理问题是作为原因或是结果，心理治疗对 PE 影响的研究通常都没有对照或不是随机取样，并且缺乏长期随访[140]。最近一篇 Cochrane 综述讨论了早泄的心理干预[140]。作者指出，关于心理干预措施治疗早泄有效性的证据很弱并且不一致。3/4 随机、对照的 PE 心理治疗研究报道了我们的主要结果（IELT 改善），但大多数此类研究的样本量很小。早期 Masters 和 Johnson 的成功报告（97.8%）无法复制。一项研究发现，与等候接受治疗的方案相比，用新的功能性-性学治疗和行为疗法能从基线显著改善性交、性满意度和性功能。一项研究表明，氯丙嗪和行为疗法联合治疗优于单用氯丙嗪。对于心理干预治疗 PE，仍然需要大样本随机试验以进一步确认或否认当前可用的证据。

目前没有 FDA 批准的 PE 口服治疗。几年前达泊西汀作为一个潜在选择进行了研究[141]。达泊西汀是一种强有力的短效的选择性 5-羟色胺再摄取抑制剂，在计划性交前 1～3 小时按需服用。达泊西汀能快速吸收和消除，导致蓄积极少，药物代谢动力学呈剂量依赖性，且不受多次给药影响。五个随机、双盲、安慰剂对照研究对 6081 例≥18 岁男性使用达泊西汀 30 mg 和 60 mg 进行了评价。疗效评估包括秒表测定的阴道内射精潜伏时间（IELT）、早泄谱（PEP）项目、PE 治疗中改变的临床总体印象（CGIC）和不良事件。两种剂量的达泊西汀组与安慰剂组相比，其 IELT、PEP 和 CGIC 均值均明显改善（$P < 0.001$）。最常见的不良事件包括恶心、头晕、头痛，用经过确认的量表进行评价，结果证明达泊西汀的使用没有 SSRI 类药物相关的副作用[134]。达泊西汀没有获得 FDA 批准在美国使用，但在其他几个国家已获得批准（http://www.dapoxetinereview.com/dapoxetine_fda.html）。

老年人群性传播疾病

随着年龄增长和老年人从事性活动，性传播疾病（sexually transmitted disease，STD）变得更普遍。疾病预防和控制中心（CDC）报告，65 岁及以上的成年人患获得性免疫缺陷综合征（AIDS；艾滋病）的病例数已经从 1999 年的 739 例上升到 2009 年的 846 例[142]。尽管 HIV/AIDS 通过输血传播的例数有所下降，但通过性交和多个性伴侣等其他途径来源的病例记录增加了[143]。老年人群 HIV/AIDS 的风险因素与年轻人一样：性接触、多个性伴侣、性传播疾病、药物滥用和静脉注射毒品。

老年人特别容易感染 HIV/AIDS，主要是因为与衰老过程相关的体液和细胞免疫防御机制的衰退[12-13]。老年人群更容易出现机会性感染，比如结核分枝杆菌、带状疱疹和巨细胞病毒感染。因为阴道的润滑程度降低和阴道壁变薄，绝经后妇女在性交过程中容易出现感染 HIV 的风险[144-146]。抗反转录病毒治疗的应答降低，HIV 血清转化后会出现更具侵袭性的发展模式。老年人一旦患有艾滋病，因多个系统更快受到损害，额外的并发症容易使他们早期和快速死亡。事实上，许多老年人甚至在 HIV 感染诊断之前就死于艾滋病[144-146]。

老年患者 HIV/AIDS 的治疗与普通人群是一样的。老年人通常会因患有合并症而服用其他药物，药物相互作用和不良反应的倾向性更高。对于老年人，抗反转录病毒治疗应该从小剂量开始，在密切监控中逐渐增加剂量。不幸的是，这个人群的患者由于健康和认知能力的损害有时无法充分应对 HIV 的早期诊断，无法承受整个治疗计划中出现的生理和心理压力[6]。他们需要额外的支持，更重要的是，要在生命终期的背景下讨论如何权衡 HIV/AIDS 治疗的风险和收益。

因为 HIV 和其他 STD 在老年人群中的重大风险，应该向老年人强调年龄本身不是治疗这些疾病的障碍。对于经历记忆丧失的老年患者，除了评估其他神经疾病，还应检查有无梅毒感染的可能[144-145]。其他更常见的性传播疾病，如淋球菌尿道炎、阴道炎、滴虫病和衣原体感染，在老年人群中与年轻人一样普遍存在，发现时应该适当治疗[5]。在护理院和辅助生活场所，如果他或她患上了性传播疾病，对认知能力受损害的个体应该警惕性侵犯[144-145]。这些不同的问题和统计数据强调了：全科医师在老年人群中申明安全性行为是非常重要的。

合并症

合并症对性健康有极大的负面影响，尤其在老年人群。疾病状态通常会导致低活力、疲劳、疼痛、损伤、肌肉无力和心理障碍，这些都会妨碍性关系[146-147]。需要手术干预的情况会影响解剖功能（如截肢、结肠造口术、尿路造口等）和扭曲自我形象（如瘢痕、烧伤），引起自尊心下降，从而导致性吸引力的问题[11]。通常，患者疾病恢复后会回避性接触。例如，前列腺切除术后的患者，因为患者可能无法勃起；或者心肌梗死（MI）后的患者，因为他或她担心性交会导致第二次心肌梗死。更新的临床医生指南最近出版，以帮助 MI 后以及其他患有心血管疾病且希望恢复性生活的患者[54-57]。可能需要进行心血管评价，以评估患者恢复性交所需的身体能力和耐力。一方经历过能改变生活的情况或手术后，性伴侣双方都应对此有所认识，并对性行为能够适应。

脑血管意外（CVA）后的患者可能出现瘫痪或性欲降低和性高潮下降。卒中后的衰弱可能是单侧的，从事性活动过程中有时可以通过改变体位来解决[146-147]。治疗某些疾病的药物也可能导致性功能障碍，对此也存在担忧。

糖尿病是男性 ED 的一个重要因素，也可以对妇女的性行为产生负面影响。糖尿病可以引起阴道分泌物减少，并降低性欲。不同的糖尿病后遗症，如导致失明的视网膜病变、截肢、需要透析的肾衰竭、周围神经病变和慢性疼痛，都可能妨碍性功能[12]。慢性关节炎会导致疼痛和关节肿胀，在性交过程中会限制活动范围[11]。

所有手术后的患者都可能经历疼痛、瘢痕和淋巴水肿等副作用，所有这些都可能妨碍患者性活动的欲望和能力。患者的伴侣也可能很难应对患者的性困难和性功能障碍，在这种情况下感觉不到任何性吸引力[146-147]。手术后躯体和精神会有严重的消耗。大多数子宫切除术后的女性缺少性交的欲望和乐趣。然而，在少数子宫切除术后的女性，性生活反而得到了改善，因为她们子宫切除术前的症状和痛苦消失了[148]。

对于男性来说，最常见的非皮肤性恶性肿瘤是前列腺癌。任何治疗方式包括开放或机器人根治性前列腺切除术、外放射或近距离放射疗法，都存在尿失禁、勃起功能障碍和性欲下降等担忧[149]。没有保留神经的前列腺切除术，可能抑制自发勃起的恢复。此外，一些男性认为前列腺切除术会损害性功能，术后承受着相当大的心理伤害，从而降低性欲和性功能[150]。作为根治性前列腺切除术的并发症，尿失禁也会对老年人的性行为产生消极的影响。夜尿增多、尿床以及害怕在性交中尿失禁等都能降低性欲和性活动。应用 Kegel 训练提高控制能力和适当的药物治疗有时可以克服这些副作用，可能导致老年人性功能改善[151]。老年男性前列腺切除术后，对于勃起功能障碍的治疗也有上述同样的选择。

除了器质性的合并症，还必须考虑与性功能障碍相关的慢性心理疾病。抑郁和焦虑是美国男性和女性严重和普遍的心理障碍[152]。就像先有鸡还是先有蛋的故事一样，抑郁和焦虑可以先于并导致性功能障碍，也可能是性功能障碍的结果。虽然心理治疗和药物治疗可以大大缓解疾病的严重程度，并改善其临床症状，一些抗抑郁药物对性功能也存在副作用，这使得这些药物在治疗性功能障碍时可能达不到预期目的。

宗教和文化方面

在老年人群，许多童年时学到的信条和宗教教义在成年后起重要作用。一些文化在宗教的基础上把性描绘成一幅罪恶与黑暗的画面。其他文化则允许更多的自由和洞悉。在一些环境下，早期的宗教教育可能因为罪恶感和压抑而使老年人难以体验令人满意的性关系。因此，尝试以一种好理解的、与患者的宗教背景互补的方式与性功能障碍的治疗相结合，对于泌尿外科和内科医生都很重要[26]。

结论和未来的研究

总之，性在老年人的健康和总体幸福感方面仍然发挥着重要的作用。当男人和女人一天天年长时，健康的性生活带来一系列生理、心理、感情以及精神方面的影响[153]。老年人健康的性生活会使生活方式更加充实，极大地提高了生活质量。虽然随着年龄的增长会出现影响性生活的挑战和疾病，但这些疾病是可以治疗的，有时可以彻底治愈。随着越来越多的美国人寿命延长，泌尿外科和内科医生逐渐接受这样一个事实：性生活不会随着年龄增大而消失，许多老年人有满意的性体验并乐在其中，这一点正变得日益重要。一个平衡和健康的生活方式结合医学新进展，性幸福对老龄人起到至关重要的作用。

最后，美国食品和药品管理局（FDA）把效果评价用于女性性功能障碍

（FSD）药物开发过程中，这在女性性功能障碍领域仍然是一个重大的挑战。最近的一份评论凸显了一些问题[154]。在临床试验中评估性功能障碍女性的性反应仍然很困难。挑战的一部分是如何设计能够捕获女性性反应复杂度的有意义的有效终点。FDA 在指南草案中推荐，女性性功能障碍临床试验的标准为每天记日记和令人满意的性生活（SSE）。作者们则希望突出每天日记的缺点和满意性生活（SSE）的局限性。研究回顾了 9 个 HSDD 女性安慰剂-对照的随机试验：7 组睾酮经皮给药，2 组给予氟班色林。在 4 个试验中，使用睾酮经皮给药 300 $\mu g/d$ 后，SSE、性欲和抑郁的变化是一致的。在 5 个研究中（睾酮 300 $\mu g/d$，$n=2$；睾酮 150 $\mu g/d$，$n=1$；氟班色林 $n=2$），SSE 的变化与性欲和（或）抑郁的变化没有相关性，反之亦然。值得一提的是，在氟班色林试验中，使用 FSFI 评估时发现 SSE 与性欲有相关性，但使用电子日记（eDiary）评估时却没有发现 SSE 与性欲有相关性。作者得出的结论是，文献中的发现并不都支持 FDA 指南草案中使用日记评价作为 HSDD 临床试验主要终点的建议。患者报告的结果似乎更适合捕捉 FSD 试验中多维的、更主观的信息[153]。未来的研究有望回答这些研究终点和其他问题。

后记

作者感谢对这一领域做出贡献的许多研究人员，这一章反映了他们对性医学领域的时间投入。

这个学科成功的关键是要记住这些患者形成一个独特的群体，需要我们理解和有耐心来帮助他们实现目标。

参考文献

1. Fowles DG, Greenberg S. A profile of older Americans: 2010. Administration on Aging, Department of Health and Human Services, 2010.
2. Lindau ST, Laumann EO, Levinson W, Waite LJ. Synthesis of scientific disciplines in pursuit of health: the Interactive Biopsychosocial Model. Perspect Biol Med. 2003;46 Suppl 3:S74–86.
3. Laumann EO, Paik A, Rosen RC. Sexual dysfunction in the United States: prevalence and predictors. JAMA. 1999;281(6):537–44.
4. Lindau ST, Schumm P, Laumann EO, Levinson W, O'Muircheartaigh CA, Waite LJ. A study of sexuality and health among older adults in the United States. N Engl J Med. 2007;357(8): 762–74.
5. Rienzo B. The impact of aging on human sexuality. J Sch Health. 1985;55(2):66–8.
6. Lenahan P, Ellwood A. Sexual health and aging. Clin Fam Pract. 2004;6(4):917–39.
7. Laumann EO, Paik A, Glasser DB, Kang JH, Wang T, Levinson B, et al. A cross-national study of subjective sexual well-being among older women and men: findings from the Global Study of Sexual Attitudes and Behaviors. Arch Sex Behav. 2006;35(2):145–61.
8. Nusbaum MRH, Gamble GR, Pathman DE. Seeking medical help for sexual concerns: frequency, barriers, and missed opportunities. J Fam Pract. 2002;51:706.

9. Lindau ST, Leitsch SA, Lundberg KL, Jerome J. Older women's attitudes, behavior, and communication about sex and HIV: a community-based study. J Womens Health (Larchmt). 2006;15(6):747–53.

10. Gott M, Hinchliff S, Galena E. General practitioner attitudes to discussing sexual health issues with older people. Soc Sci Med. 2004;58(11):2093–103.

11. Kaiser F. Sexuality practice of geriatrics. 3rd ed. Philadelphia: WB Saunders; 1998. p. 48–56.

12. Ginsberg TB. Aging and sexuality. Med Clin North Am. 2006;90(5):1025–36.

13. Drench M, Losee R. Sexuality and sexual capacities of elderly people. Rehabil Nurs. 1996; 21(3):118–23.

14. Jung A, Schill WB. Male sexuality with advancing age. Eur J Obstet Gynecol Reprod Biol. 2004;113:123–5.

15. Mulligan T, Reddy S, Gulur PV, Godschalk M. Disorders of male sexual function. Clin Geriatr Med. 2003;19(3):473–81.

16. Masters W, Johnson V. Sex and the aging process. J Am Geriatr Soc. 1981;29:385–90.

17. Pariser S, Niedermier J. Sex and the mature woman. J Womens Health. 1998;7(7):849–59.

18. Wilson MM. Menopause. Clin Geriatr Med. 2003;19(3):483–506.

19. West SL, D'Aloisio AA, Agans RP, Kalsbeek WD, Borisov NN, Thorp JM. Prevalence of low sexual desire and hypoactive sexual desire disorder in a nationally representative sample of US women. Arch Intern Med. 2008;168(13):1441–9.

20. Trompeter SE, Bettencourt R, Barrett-Connor E. Sexual activity and satisfaction in healthy community-dwelling older women. Am J Med. 2012;125(1):37–43.e1.

21. Noblett KI, Ostergard DR. Gynecologic disorders. In: Hazzard W, Blass J, Ettinger Jr W, Halter J, Ouslander J, editors. Principles of geriatric medicine and gerontology. 4th ed. New York: McGraw-Hill; 1999. p. 797–807.

22. Robinson JG, Wallace R, Limacher M, Ren H, Cochrane B, Wassertheil-Smoller S, et al. Cardiovascular risk in women with non-specific chest pain (from the Women's Health Initiative Hormone Trials). Am J Cardiol. 2008;102(6):693–9.

23. Bernstein L. The risk of breast, endometrial and ovarian cancer in users of hormonal preparations. Basic Clin Pharmacol Toxicol. 2006;98(3):288–96.

24. Johannes CB, McKinlay JB, et al. Incidence of erectile dysfunction in men 40 to 69 years old: longitudinal results from the Massachusetts Male Aging Study. J Urol. 2000;163:460–3.

25. McKinlay JB, et al. The worldwide prevalence and epidemiology of erectile dysfunction. Int J Impot Res. 2000;12 Suppl 4:S6.

26. Hogan R. Influences of culture on sexuality. Nurs Clin North Am. 1982;17(3):365–76.

27. Laumann EO, et al. The social organization of sexuality: sexual practices in the United States. Chicago: University of Chicago Press; 1994. p. 370.

28. Feldman HA, et al. Impotence and its medical and psychosocial correlates: results of the Massachusetts Male Aging study. J Urol. 1994;151:54.

29. Waldinger MD. Recent advances in the classification, neurobiology and treatment of premature ejaculation. Adv Psychosom Med. 2008;29:50–69.

30. Waldinger MD, McIntosh J, Schweitzer DH. A five-nation survey to assess the distribution of the intravaginal ejaculatory latency time among the general male population. J Sex Med. 2009;6(10):2888–95.

31. Althof SE, Abdo CH, Dean J, Hackett G, McCabe M, McMahon CG et al. International Society for Sexual Medicine's guidelines for the diagnosis and treatment of premature ejaculation. J Sex Med. 2010;7(9):2947–69.

32. Jern P, Santtila P, Witting K, Alanko K, Harlaar N, Johansson A, et al. Premature and delayed ejaculation: genetic and environmental effects in a population-based sample of Finnish twins. J Sex Med. 2007;4(6):1739–49.

33. Morley JE, Haren MT, Kim MJ, Kevorkian R, Perry HM. Testosterone, aging and quality of life. J Endocrinol Invest. 2005;28(3 Suppl):76–80.

34. Carani C, Isidori AM, Granata A, Carosa E, Maggi M, Lenzi A, et al. Multicenter study on the prevalence of sexual symptoms in male hypo- and hyperthyroid patients. J Clin Endocrinol Metab. 2005;90(12):6472–9.

35. Bhasin S, Cunningham GR, Hayes FJ, Matsumoto AM, Snyder PJ, Swerdloff RS et al. Testosterone therapy in men with androgen deficiency syndromes: an Endocrine Society clinical practice guideline. J Clin Endocrinol Metab. 2010 Jun;95(6):2536–59.

36. Malkin CJ, Pugh PJ, Morris PD, Asif S, Jones TH, Channer KS. Low serum testosterone and increased mortality in men with coronary heart disease. Heart 2010;96(22):1821–25.

37. Li JY, Li XY, Li M, Zhang GK, Ma FL, Liu ZM, et al. Decline of serum levels of free testosterone in aging healthy Chinese men. Aging Male. 2005;8(3–4):203–6.

38. Shores MM, Matsumoto AM, Sloan KL, Kivlahan DR. Low serum testosterone and mortality in male veterans. Arch Intern Med. 2006;166(15):1660–5.

39. Wu FC, Tajar A, Beynon JM, Pye SR, Silman AJ, Finn JD et al. Identification of late-onset hypogonadism in middle-aged and elderly men. N Engl J Med. 2010;363(2):123–35.

40. Isidori AM, Giannetta E, Gianfrilli D, Greco EA, Bonifacio V, Aversa A, et al. Effects of testosterone on sexual function in men: results of a meta-analysis. Clin Endocrinol (Oxf). 2005;63(4):381–94.

41. Seftel A, Miner M, Kloner R, Althof S. Office evaluation of male sexual dysfunction. Urol Clin North Am. 2007;34(4):463–82.

42. Dennerstein L, Lehert P. Women's sexual functioning, lifestyle, mid-age, and menopause in 12 European countries. Menopause. 2004;11(6 Pt 2):778–85.

43. Rosen RC, Riley A, Wagner G, Osterloh IH, Kirkpatrick J, Mishra A. The international index of erectile function (IIEF): a multidimensional scale for assessment of erectile dysfunction. Urology. 1997;49(6):822–30.

44. Rosen RC, Cappelleri JC, Smith MD, Lipsky J, Peña BM. Development and evaluation of an abridged, 5-item version of the International Index of Erectile Function (IIEF-5) as a diagnostic tool for erectile dysfunction. Int J Impot Res. 1999;11(6):319–26.

45. Rosen RC, Catania JA, Althof SE, Pollack LM, O'Leary M, Seftel AD, et al. Development and validation of four-item version of Male Sexual Health Questionnaire to assess ejaculatory dysfunction. Urology. 2007;69(5):805–9.

46. Tancredi A, Reginster JY, Schleich F, Pire G, Maassen P, Luyckx F, et al. Interest of the androgen deficiency in aging males (ADAM) questionnaire for the identification of hypogonadism in elderly community-dwelling male volunteers. Eur J Endocrinol. 2004;151(3):355–60.

47. Daig I, Heinemann LA, Kim S, Leungwattanakij S, Badia X, Myon E, et al. The Aging Males' Symptoms (AMS) scale: review of its methodological characteristics. Health Qual Life Outcomes. 2003;1:77.

48. Rosen RC, Araujo AB, Connor MK, Gerstenberger EP, Morgentaler A, Seftel AD, et al. The NERI Hypogonadism Screener: psychometric validation in male patients and controls. Clin Endocrinol (Oxf). 2011;74(2):248–56.

49. Weissman MM, Sholomskas D, Pottenger M, et al. Assessing depressive symptoms in five psychiatric populations: a validation study. Am J Epidemiol. 1977;106(3):203–14.

50. Meston CM, Derogatis LR. Validated instruments for assessing female sexual function. J Sex Marital Ther. 2002;28 Suppl 1:155–64.

51. Wiegel M, Meston C, Rosen R. The female sexual function index (FSFI): cross-validation and development of clinical cutoff scores. J Sex Marital Ther. 2005;31(1):1–20.

52. Baser RE, Li Y, Carter J. Psychometric validation of the Female Sexual Function Index (FSFI) in cancer survivors. Cancer. 2012. doi: 10.1002/cncr.26739. [Epub ahead of print]

53. Gerstenberger EP, Rosen RC, Brewer JV, Meston CM, Brotto LA, Wiegel M, et al. Sexual desire and the female sexual function index (FSFI): a sexual desire cutpoint for clinical interpretation of the FSFI in women with and without hypoactive sexual desire disorder. J Sex Med. 2010;7(9):3096–103.

54. Kostis JB, Jackson G, Rosen R, Barrett-Connor E, Billups K, Burnett AL. Sexual dysfunction and cardiac risk (the Second Princeton Consensus Conference). Am J Cardiol. 2005; 96(12B):85M–93.

55. Cardiometabolic Risks and Sexual Health: the Princeton III. November 8–10, 2010. Miami Beach, FL. Available from: http://cme.ouhsc.edu/documents/Course_11010_Princeton_reg_ brochure.pdf.

56. Miner M, Esposito K, Guay A, Montorsi P, Goldstein I. Cardiometabolic risk and female sexual health: the Princeton III summary. J Sex Med. 2012;9(3):641–51; quiz 652.

57. Levine GN, Steinke EE, Bakaeen FG, Bozkurt B, Cheitlin MD, Conti JB et al. Sexual activity and cardiovascular disease: a scientific statement from the American Heart Association. Circulation. 2012 ;125(8):1058–72.

58. Impotence: NIH Consensus Development Panel on Impotence JAMA. 1993;270(1):83–90.

59. Seftel AD, Sun P, Swindle R. The prevalence of hypertension, hyperlipidemia, diabetes mellitus and depression in men with erectile dysfunction. J Urol. 2004;171(6):2341–5.

60. Miner M, Seftel AD. Centrally acting mechanisms for the treatment of male sexual dysfunction. Urol Clin North Am. 2007;34(4):483–96.

61. Lue TF. Erectile dysfunction. N Engl J Med. 2000;342:1802–13.

62. de Tejada IS, Goldstein I, Azadzoi K, Krane RJ, Cohen RA. Impaired neurogenic and endothelium-mediated relaxation of penile smooth muscle from diabetic men with impotence. N Engl J Med. 1989;320:1025–30.

63. Rajfer J, et al. Nitric oxide as a mediator of relaxation of the corpus cavernosum. N Engl J Med. 1992;326:1638.

64. Bancroft J. The endocrinology of sexual arousal. J Endocrinol. 2005;186:411–27.

65. Becker AJ, Uckert S, Stief CG, Scheller F, Knapp WH, Hartmann U, et al. Cavernous and systemic testosterone plasma levels during different penile conditions in healthy males and patients with erectile dysfunction. Urology. 2001;58(3):435–40.

66. Traish AM, Park K, Dhir V, Kim NN, Moreland RB, Goldstein I. Effects of castration and androgen replacement on erectile function in a rabbit model. Endocrinology. 1999;140(4): 1861–8.

67. Zvara P, Sioufi R, Schipper HM, Begin LR, Brock GB. Nitric oxide mediated erectile activity is a testosterone dependent event: a rat erection model. Int J Impot Res. 1995;7(4):209–19.

68. Reilly CM, Lewis RW, Stopper VS, Mills TM. Androgenic maintenance of the rat erectile response via a non-nitric-oxide-dependent pathway. J Androl. 1997;18(6):588–94.

69. Hall R, Andrews PL, Hoyle CH. Effects of testosterone on neuromuscular transmission in rat isolated urinary bladder. Eur J Pharmacol. 2002;449(3):301–9.

70. Morley JE, Kaiser FE, Perry III HM, Patrick P, Morley PM, Stauber PM, et al. Longitudinal changes in testosterone, luteinizing hormone, and follicle-stimulating hormone in healthy older men. Metabolism. 1997;46(4):410–3.

71. Haren MT, Kim MJ, Tariq SH, Wittert GA, Morley JE. Andropause: a quality-of-life issue in older males. Med Clin North Am. 2006;90(5):1005–23.

72. Marcell TJ, Harman SM, Urban RJ, Metz DD, Rodgers BD, Blackman MR. Comparison of GH, IGF-I, and testosterone with mRNA of receptors and myostatin in skeletal muscle in older men. Am J Physiol Endocrinol Metab. 2001;281(6):E1159–64.

73. Benito M, Vasilic B, Wehrli FW, Bunker B, Wald M, Gomberg B, et al. Effect of testosterone replacement on trabecular architecture in hypogonadal men. J Bone Miner Res. 2005; 20(10):1785–91.

74. Dacal K, Sereika SM, Greenspan SL. Quality of life in prostate cancer patients taking androgen deprivation therapy. J Am Geriatr Soc. 2006;54(1):85–90.

75. Moffat SD, Zonderman AB, Metter EJ, Blackman MR, Harman SM, Resnick SM. Longitudinal assessment of serum free testosterone concentration predicts memory perfor-

mance and cognitive status in elderly men. J Clin Endocrinol Metab. 2002;87(11): 5001–7.

76. Dunajska K, Milewicz A, Szymczak J, Jêdrzejuk D, Kuliczkowski W, Salomon P, et al. Evaluation of sex hormone levels and some metabolic factors in men with coronary athero- sclerosis. Aging Male. 2004;7(3):197–204.

77. Muller M, van den Beld AW, Bots ML, Grobbee DE, Lamberts SW, van der Schouw YT. Endogenous sex hormones and progression of carotid atherosclerosis in elderly men. Circulation. 2004;109(17):2074–9.

78. English KM, Steeds RP, Jones TH, Diver MJ, Channer KS. Low-dose transdermal testoster- one therapy improves angina threshold in men with chronic stable angina: A randomized, double-blind, placebo-controlled study. Circulation. 2000;102(16):1906–11.

79. Malkin CJ, Pugh PJ, Morris PD, Kerry KE, Jones RD, Jones TH, et al. Testosterone replace- ment in hypogonadal men with angina improves ischaemic threshold and quality of life. Heart. 2004;90(8):871–6.

80. Tsertsvadze A, Fink HA, Yazdi F, MacDonald R, Bella AJ, Ansari MT, et al. Oral phospho- diesterase-5 inhibitors and hormonal treatments for erectile dysfunction: a systematic review and meta-analysis. Ann Intern Med. 2009;151(9):650–61.

81. LeRoy TJ, Broderick GA. Doppler blood flow analysis of erectile function: who, when, and how. Urol Clin North Am. 2011;38(2):147–54.

82. Bhasin S, Cunningham GR, Hayes FJ. Testosterone therapy in men with androgen deficiency syndromes: an Endocrine Society clinical practice guideline. J Clin Endocrinol Metab. 2010;95:2536–59.

83. Vesper HW, Botelho JC, Shacklady C, et al. CDC project on standardizing steroid 380 hor- mone measurements. Steroids. 2008;73:1286–92.

84. Wang C, Nieschlag E, Swerdloff R, et al. Investigation, treatment, and monitoring of 385 late-onset hypogonadism in males: ISA, ISSAM, EAU, EAA, and ASA 386 recommenda- tions. J Androl. 2009;30:1–9.

85. Institute of Medicine: Testosterone and aging: clinical research directions; 2003.

86. Psych Central. Psychology and Mental Heath News. Available from: http://psychcentral. com/news/2010/06/21/female-viagra-ineffective/14803.html.

87. Davis SR, Davison SL, Donath S, Bell RJ. Circulating androgen levels and self-reported sexual function in women. JAMA. 2005;294(1):91–6.

88. Wierman ME, Basson R, Davis SR, Khosla S, Miller KK, Rosner W, et al. Androgen therapy in women: an Endocrine Society Clinical Practice guideline. J Clin Endocrinol Metab. 2006;91(10):3697–710.

89. Amednews.com. Intrinsa stalled by concerns about safety. Available from: http://www.ama- assn.org/amednews/2005/01/17/hlsc0117.htm.

90. BioSante Pharmaceuticals. LibiGel product information. Available from: http://www.bio- santepharma.com/LibiGel.php.

91. The Women's Health Initiative Participant Website. Conjugated equine estrogens and coro- nary heart disease. Available from: http://www.whi.org/findings/ht/ealone_chd.php.

92. Stefanick M, Anderson GL, Margolis KL, et al. Effects of conjugated equine estrogens on breast cancer and mammography screening in postmenopausal women with hysterectomy. JAMA. 2006;295(14):1647–57.

93. Buster JE. Transdermal menopausal hormone therapy: delivery through skin changes the rules. Expert Opin Pharmacother. 2010;11(9):1489–99.

94. Liebergall-Wischnitzer M, Paltiel O, Hochner Celnikier D, Lavy Y, Manor O, Woloski Wruble AC. Sexual function and quality of life of women with stress urinary incontinence: a randomized controlled trial comparing the Paula Method (circular muscle exercises) to pelvic floor muscle training (PFMT) exercises. J Sex Med. 2012;9(6):1613–23.

95. Filocamo MT, Serati M, Frumenzio E, Li arzi V, Cattoni E, Champagne A, et al. The impact

of mid-urethral slings for the treatment of urodynamic stress incontinence on female sexual function: a multicenter prospective study. J Sex Med. 2011;8(7):2002–8.

96. Goldstein I, Lue TF, Padma-Nathan H, Rosen RC, Steers WD, Wicker PA. Oral sildenafil in the treatment of erectile dysfunction. Sildenafil Study Group. N Engl J Med. 1998;338(20): 1397–404.

97. Brock GB, McMahon CG, Chen KK, Costigan T, Shen W, Watkins V, et al. Efficacy and safety of tadalafil for the treatment of erectile dysfunction: results of integrated analyses. J Urol. 2002;168(4 Pt 1):1332–6.

98. Hatzimouratidis K, Hatzichristou DG. Phosphodiesterase type 5 inhibitors: unmet needs. Curr Pharm Des. 2009;15(30):3476–85.

99. Fink HA, Mac Donald R, Rutks IR, Nelson DB, Wilt TJ. Sildenafil for male erectile dysfunction: a systematic review and meta-analysis. Arch Intern Med. 2002;162(12):1349–60.

100. Wagner G, Montorsi F, Auerbach S, Collins M. Sildenafil citrate (VIAGRA) improves erectile function in elderly patients with erectile dysfunction: a subgroup analysis. J Gerontol A Biol Sci Med Sci. 2001;56(2):M113–9.

101. Richter S, Vardi Y, Ringel A, Shalev M, Nissenkorn I. Intracavernous injections: still the gold standard for treatment of erectile dysfunction in elderly men. Int J Impot Res. 2001; 13(3):172–5.

102. Al-Najar A, Naumann CM, Kaufmann S, Steinbach-Jensch A, Hamann MF, Jünemann KP, et al. Should being aged over 70 years hinder penile prosthesis implantation? BJU Int. 2009; 104(6):834–7.

103. Conaglen HM, Conaglen JV. Investigating women's preference for sildenafil or tadalafil use by their partners with erectile dysfunction: the partners' preference study. J Sex Med. 2008; 5(5):1198–207.

104. Althof SE, Rubio-Aurioles E, Kingsberg S, Zeigler H, Wong DG, Burns P. Impact of tadalafil once daily in men with erectile dysfunction–including a report of the partners' evaluation. Urology. 2010;75(6):1358–63.

105. Rajfer J, Aliotta PJ, Steidle CP, Fitch III WP, Zhao Y, Yu A. Tadalafil dosed once a day in men with erectile dysfunction: a randomized, double-blind, placebo-controlled study in the US. Int J Impot Res. 2007;19(1):95–103.

106. Seftel AD, Buvat J, Althof SE, McMurray JG, Zeigler HL, Burns PR, et al. Improvements in confidence, sexual relationship and satisfaction measures: results of a randomized trial of tadalafil 5 mg taken once daily. Int J Impot Res. 2009;21(4):240–8.

107. Abrams P. Managing lower urinary tract symptoms in older men. Br Med J. 1995;310:1113–7.

108. Lepor H, Kazzazi A, Djavan B. α-Blockers for benign prostatic hyperplasia: the new era. Curr Opin Urol. 2012;22(1):7–15.

109. Braun M, Wassmer G, Klotz T, Reifenrath B, Mathers M, Engelmann U. Epidemiology of erectile dysfunction: results of the 'Cologne Male Survey'. Int J Impot Res. 2000;12(6): 305–11.

110. Rosen R, Altwein J, Boyle P, Kirby RS, Lukacs B, Meuleman E, et al. Lower urinary tract symptoms and male sexual dysfunction: the multinational survey of the aging male (MSAM-7). Eur Urol. 2003;44(6):637–49.

111. Mouli S, McVary KT. PDE5 inhibitors for LUTS. Prostate Cancer Prostatic Dis. 2009; 12(4):316–24.

112. Uckert S, Oelke M, Stief CG, Andersson KE, Jonas U, Hedlund P. Immunohistochemical distribution of cAMP- and cGMP-phosphodiesterase (PDE) isoenzymes in the human prostate. Eur Urol. 2006;49(4):740–5.

113. Morelli A, Filippi S, Mancina R, Luconi M, Vignozzi L, Marini M, et al. Androgens regulate phosphodiesterase type 5 expression and functional activity in corpora cavernosa. Endocrinology. 2004;145(5):2253–63.

114. Zhang X, Zang N, Wei Y, Yin J, Teng R, Seftel A. Testosterone regulates smooth muscle

contractile pathways in the rat prostate: emphasis on PDE5 signaling. Am J Physiol Endocrinol Metab. 2012 Jan;302(2):E243-53. Epub 2011 Oct 25.

115. Uckert S, Sormes M, Kedia G, Scheller F, Knapp WH, Jonas U, et al. Effects of phosphodiesterase inhibitors on tension induced by norepinephrine and accumulation of cyclic nucleotides in isolated human prostatic tissue. Urology. 2008;71(3):526–30.

116. US Food and Drug Administration: news and events. FDA approves Cialis to treat benign prostatic hyperplasia. Available from: http://www.fda.gov/NewsEvents/Newsroom/PressAnnouncements/ucm274642.htm.

117. Oelke M, Giuliano F, Mirone V, Xu L, Cox D, Viktrup L. Monotherapy with tadalafil or tamsulosin similarly improved lower urinary tract symptoms suggestive of benign prostatic hyperplasia in an international, randomised, parallel, placebo-controlled clinical trial. Eur Urol. 2012;61(5):917–25.

118. Egerdie RB, Auerbach S, Roehrborn CG, Costa P, Garza MS, Esler AL, et al. Tadalafil 2.5 or 5 mg administered once daily for 12 weeks in men with both erectile dysfunction and signs and symptoms of benign prostatic hyperplasia: results of a randomized, placebo-controlled, double-blind study. J Sex Med. 2012;9(1):271–81.

119. Donatucci CF, Brock GB, Goldfischer ER, Pommerville PJ, Elion-Mboussa A, Kissel JD, et al. Tadalafil administered once daily for lower urinary tract symptoms secondary to benign prostatic hyperplasia: a 1-year, open-label extension study. BJU Int. 2011;107(7):1110–6.

120. McVary KT, Monnig W, Camps Jr JL, Young JM, Tseng LJ, van den Ende G. Sildenafil citrate improves erectile function and urinary symptoms in men with erectile dysfunction and lower urinary tract symptoms associated with benign prostatic hyperplasia: a randomized, double-blind trial. J Urol. 2007;177(3):1071–7.

121. Gacci M, Vittori G, Tosi N, Siena G, Rossetti MA, Lapini A, et al. A randomized, placebo-controlled study to assess safety and efficacy of vardenafil 10 mg and tamsulosin 0.4 mg vs. tamsulosin 0.4 mg alone in the treatment of lower urinary tract symptoms secondary to benign prostatic hyperplasia. J Sex Med. 2012;9(6):1624–33.

122. Lunenfeld B, Saad F, Hoesl CE. ISA, ISSAM and EAU recommendations for the investigation, treatment and monitoring of late-onset hypogonadism in males: scientific background and rationale. Aging Male. 2005;8(2):59–74.

123. Haren M, Chapman I, Coates P, Morley J, Wittert G. Effect of 12 month oral testosterone on testosterone deficiency symptoms in symptomatic elderly males with low-normal gonadal status. Age Ageing. 2005;34(2):125–30.

124. Kunelius P, Lukkarinen O, Hannuksela ML, Itkonen O, Tapanainen JS. The effects of transdermal dihydrotestosterone in the aging male: a prospective, randomized, double blind study. J Clin Endocrinol Metab. 2002;87(4):1467–72.

125. Shabsigh R. Testosterone therapy in erectile dysfunction and hypogonadism. J Sex Med. 2005;2(6):785–92.

126. Shabsigh R. Hypogonadism and erectile dysfunction: the role for testosterone therapy. Int J Impot Res. 2003;15 Suppl 4:S9–13.

127. Tariq SH, Haleem U, Omran ML, Kaiser FE, Perry III HM, Morley JE. Erectile dysfunction: etiology and treatment in young and old patients. Clin Geriatr Med. 2003;19(3):539–51.

128. Aversa A, Isidori AM, Spera G, Lenzi A, Fabbri A. Androgens improve cavernous vasodilation and response to sildenafil in patients with erectile dysfunction. Clin Endocrinol (Oxf). 2003;58(5):632–8.

129. Jain P, Rademaker AW, McVary KT. Testosterone supplementation for erectile dysfunction: results of a meta-analysis. J Urol. 2000;164(2):371–5.

130. Seftel AD, Mack RJ, Secrest AR, Smith TM. Restorative increases in serum testosterone levels are significantly correlated to improvements in sexual functioning. J Androl. 2004;25(6):963–72.

131. Testosterone topical solution (Axiron) for hypogonadism. Med Lett Drugs Ther. 2011 Jul

11;53(1368):54–5.

132. Kaufman JM, Miller MG, Fitzpatrick S, McWhirter C, Brennan JJ. One-year efficacy and safety study of a 1.62% testosterone gel in hypogonadal men: results of a 182-day open-label extension of a 6-month double-blind study. J Sex Med. 2012;9(4):1149–61.

133. Seftel A. Testosterone replacement therapy for male hypogonadism: part III. Pharmacologic and clinical profiles, monitoring, safety issues, and potential future agents. Int J Impot Res. 2007;19(1):2–24.

134. US Food and Drug Administration: drugs. Testosterone gel safety information. Available from: http://www.fda.gov/Drugs/DrugSafety/Postmarket Drug Safety Information for Patients and Providers/ucm161874.htm.

135. Morgentaler A. Testosterone and prostate cancer: what are the risks for middle-aged men? Urol Clin North Am. 2011;38(2):119–24.

136. Basaria S, Coviello A, Travison T, et al. Adverse events associated with testosterone administration. N Engl J Med. 2010;363:109–22.

137. Dandona P, Dhindsa S. Update: hypogonadotropic hypogonadism in type 2 diabetes and obesity. J Clin Endocrinol Metab. 2011;96(9):2643–51.

138. Corona G, Monami M, Rastrelli G, Aversa A, Tishova Y, Saad F, et al. Testosterone and metabolic syndrome: a meta-analysis study. J Sex Med. 2011;8(1):272–83.

139. Porst H. An overview of pharmacotherapy in premature ejaculation. J Sex Med. 2011;8 Suppl 4:335–41.

140. Melnik T, Althof S, Atallah AN, Puga ME, Glina S, Riera R. Psychosocial interventions for premature ejaculation. Cochrane Database Syst Rev. 2011;(8):CD008195.

141. McMahon CG. Dapoxetine for premature ejaculation. Expert Opin Pharmacother. 2010;11(10):1741–52.

142. AIDS Diagnoses by age. 2009. National center of health statistics. US Department of Health and Human Services Centers for Disease Control and Prevention. Available from: http://www.cdc.gov/hiv/topics/surveillance/basic.htm#aidsage.

143. AIDS among persons aged >50 years. Centers of Disease Control and Prevention, United States, 2009. Available from: http://www.cdc.gov/hiv/topics/over50/index.htm.

144. Senior K. Growing old with HIV. Lancet. 2005;5:739.

145. Wilson MM. Sexually transmitted diseases. Clin Geriatr Med. 2003;19:637–55.

146. Kaiser F. Sexual function and the older woman. Clin Geriatr Med. 2003;19(3):463–72.

147. Morley JE, Kaiser FE. Female sexuality. Med Clin North Am. 2003;87:1077–90.

148. Goetsch M. The effect of total hysterectomy on specific sexual sensations. Am J Obstet Gynecol. 2005;192:1922–7.

149. Johansson E, Steineck G, Holmberg L, Johansson JE, Nyberg T, Ruutu M, et al. Long-term quality-of-life outcomes after radical prostatectomy or watchful waiting: the Scandinavian Prostate Cancer Group-4 randomised trial. Lancet Oncol. 2011;12(9):891–9.

150. Anastasiou I, Yiannopoulou KG, Mihalakis A, Hatziandonakis N, Constantinides C. Symptoms of acute posttraumatic stress disorder in prostate cancer patients following radical prostatectomy. Am J Mens Health. 2011;5(1):84–9.

151. MacDonald R, Fink HA, Huckabay C, Monga M, Wilt TJ. Pelvic floor muscle training to improve urinary incontinence after radical prostatectomy: a systematic review of effectiveness. BJU Int. 2007;100(1):76–81.

152. Lee CT, Yeh CJ, Lee MC, Lin HS, Chen VC, Hsieh MH, et al. Leisure activity, mobility limitation and stress as modifiable risk factors for depressive symptoms in the elderly: results of a national longitudinal study. Arch Gerontol Geriatr. 2012;54(2):e221–9.

153. Kingsberg SA. The impact of aging on sexual function in women and their partners. Arch Sex Behav. 2002;31(5):431–7.

154. Kingsberg SA, Althof SE. Satisfying sexual events as outcome measures in clinical trial of female sexual dysfunction. J Sex Med. 2011;8(12):3262–70.

彩图

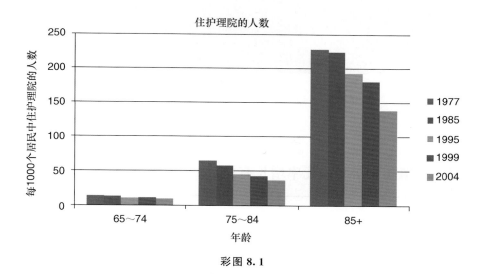

住护理院的人数

彩图 8.1

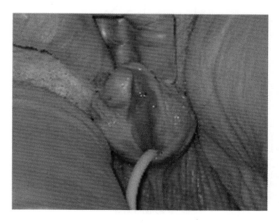

彩图 8.2

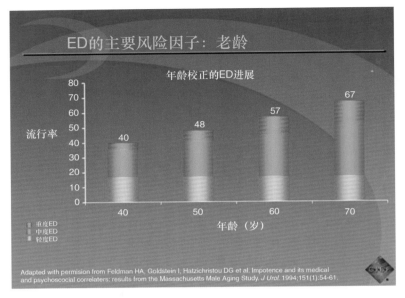

彩图 11.1

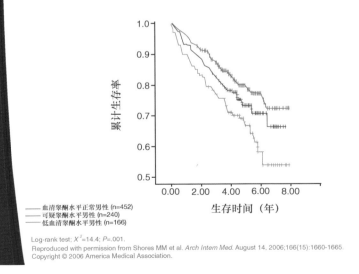

彩图 11.3

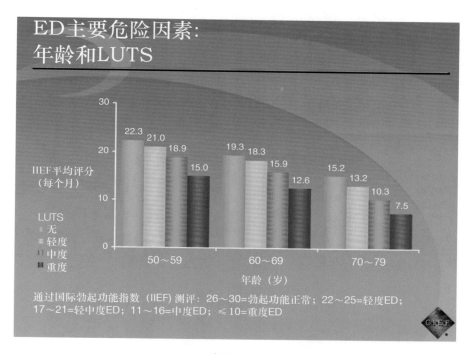

彩图 11.6

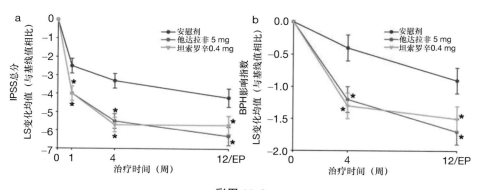

彩图 11.8

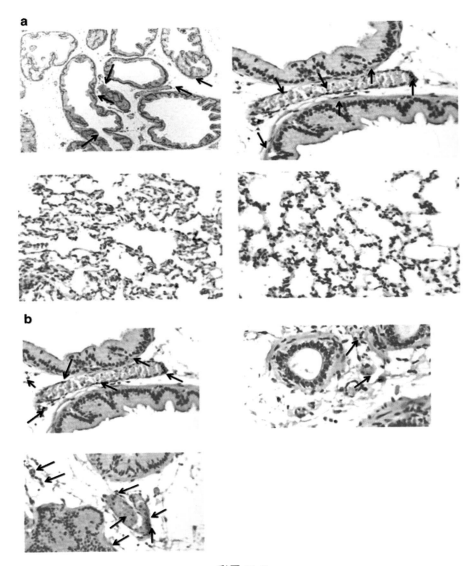

彩图 11.7